Barbara Messer

Helfersyndrom?

PFLEGE kolleg

Strategien für verantwortungsvolle Pflegekräfte

schlütersche

Barbara Messer ist Bachelor of Business Administration, NLP-Trainerin und examinierte Altenpflegerin. Sie arbeitet als Trainerin, Speakerin und Coach unter anderem in der Gesundheitsbranche und ist Autorin zahlreicher Fachbücher und -artikel.

*»Gib einem Menschen nur dann die Hand,
wenn er sie wirklich braucht.«*

(SCHOTTISCHE WEISHEIT)

Bibliografische Information der Deutschen Nationalbibliothek
Die Deutsche Nationalbibliothek verzeichnet diese Publikation in der Deutschen Nationalbibliografie; detaillierte bibliografische Daten sind im Internet über http://dnb.ddb.de abrufbar.

ISBN 978-3-89993-304-8 (Print)
ISBN 978-3-8426-8493-5 (PDF)

Reihengestaltung:	Groothuis, Lohfert, Consorten | glcons.de
Titelbild:	picsfive – fotolia.com
Satz:	PER Medien+Marketing GmbH, Braunschweig
Druck:	Druck Thiebes GmbH, Hagen

INHALT

1 EINLEITUNG

Als ich 1984 mit der Ausbildung zur Altenpflegerin anfing, brannte ich vor Eifer – und wurde gleich aus vollem Lauf gestoppt. »Mach doch mal ein Referat über das Helfersyndrom, Barbara!«, forderte mich meine Lehrerin auf. Die erfahrene Pflegekraft kannte ihre Pappenheimer. Mein zweiter Vorname hätte auch »Helfersyndrom« lauten können. Denn letztendlich gehöre ich zu den Menschen, die potenziell gefährdet sind: Ich fühle mich oft besser, wenn ich anderen helfen kann, scheinbar unersetzlich bin, ein Dankeschön bekomme, und mich vor allem nicht um mich selbst kümmern muss. Im privaten Bereich kann das mal eine Weile funktionieren. Für jemanden, der in der Pflege arbeitet, wird es mit dieser Einstellung gefährlich.

Diese erste Auseinandersetzung mit dem Thema Helfersyndrom war für mich deshalb ein wichtiger Schritt in meiner Entwicklung zu einer professionellen Altenpflegerin. Ich erkannte die Gefahr und konnte gezielt gegensteuern. Ich war sensibilisiert – dank meiner Lehrerin.

In den folgenden Jahren konnte ich mehr und mehr an meinen wunden Punkten arbeiten und Veränderungsbedarf entdecken. So wandelte ich mein potenzielles Helfersyndrom mit den Jahren in eine klare Grundhaltung um: Ich will Menschen wirksam in ihrer Selbstpflege unterstützen. Aber ich ziehe dabei klare Grenzen, denn auch ich bin es wert, dass sich jemand um mich kümmert – und zwar in erster Linie ich selbst!

Als Dozentin und Trainerin treffe ich viele Menschen aus der Pflege. Besonders in den Schulungen zur Pflegeplanung und zum Pflegeprozess macht sich das Helfersyndrom schnell bemerkbar: Den Betroffenen ist es oft nicht mehr möglich, einen Bewohner weitgehend neutral zu beschreiben. Sehr häufig finden sich in den Planungen nicht etwa die Ressourcen des Bewohners, sondern die Anliegen, Sorgen und Ängste einer Pflegekraft – projiziert auf den Bewohner. Die Notizen in den Pflegeplanungen sprechen dann Bände:

- »Der Bewohner wehrt sich gegen meine Hilfe!« Im Umkehrschluss kann es durchaus sein, dass die Pflegekraft es nicht aushält, dass ein Bewohner ihre Hilfe nicht annehmen möchte, weil er sie evtl. gar nicht braucht.

- Eine Pflegekraft notiert bei einem Bewohner eine Fülle von Problemen. Ihre Kollegen dagegen sehen kein einziges. In einem kollegialen Gespräch kann die betreffende Pflegekraft anschließend keines ihrer festgestellten Probleme begründen. »Aber das kann doch gar nicht sein! – Der braucht doch X! Und der braucht doch Y!« Die Verzweiflung steht der Pflegekraft ins Gesicht geschrieben. Ungläubig muss sie erkennen, dass sie viel mehr tun will, als wirklich nötig ist.

Angst, Verzweiflung und später Wut und Ungeduld – diese Emotionen bewegen viele Pflegekräfte angesichts ihrer Patienten/Bewohner, denen sie helfen wollen. Auf Biegen und Brechen! In einem Gespräch mit Dr. Markus Dobler sprach ich kürzlich über unterschiedliche Aspekte des Selbstmanagements von Frauen. Markus Dobler coacht unter anderem Führungskräfte und eines seiner Hauptwerkzeuge ist der Satz: »Sie sind ein Dieb und Sie sind ungerecht!« Damit konfrontiert er seine Coachees recht unmittelbar im Gespräch. Nicht weiter verwunderlich, wenn diesen dann tatsächlich der Mund offen bleibt.

Natürlich hat diese Intervention einen besonderen Sinn: »Sie sind ein Dieb!« meint: »Sie stehlen die Probleme anderer und nutzen diese für sich selber.«

Ist es Ihnen schon passiert, dass Sie sich Probleme anderer zu Eigen gemacht haben? Vielleicht aus Fürsorge oder Liebe für jemanden, der Ihnen anvertraut ist, oder aus dem Wunsch heraus, sich lieber nicht um Ihre eigenen Belange zu kümmern?

»Sie sind ungerecht!« meint: »Sie gehen mit anderen Menschen besser um als mit sich selber!« Wie oft und wie gern sind wir zu anderen Menschen liebevoller, toleranter, ausdauernder, verständnisvoller und hilfsbereiter als zu uns selbst? Wie oft gehen wir zur Arbeit, obwohl wir eigentlich krank sind und dringend Ruhe brauchen? Aber: »Wir wollen die Kollegen ja nicht hängen lassen.«

Auf dem Pflegekongress CareDate 2013 sprach Martin Jansen, Gesundheitswissenschaftler aus Bamberg, zu einem besonderen Phänomen, das viele Pflegekräfte auszeichnet, die am Helfersyndrom leiden, dem »Präsentismus«. Präsentismus bedeutet, dass jemand zur Arbeit geht, obwohl er krank ist. »Wenn kranke Pflegende Kranke pflegen« überschrieb Jansen seinen Vortrag. Der Saal war voll, das Interesse groß und die Betroffenheit einmütig. Für viele war es erstaunlich, dass man krank sein »darf«, wenn man krank ist.

Es kann sein, dass es Ihnen so geht wie den beiden Frauen in der Geschichte von Franz Hohler.[1]

»Die kranken Schwestern«

In einem Dorf, in welchem es weder einen Arzt noch ein Spital gab, wurden vor langer Zeit zwei Schwestern gleichzeitig krank, und da sie keine Angehörigen mehr hatten, blieb ihnen nichts anderes übrig, als sich gegenseitig zu pflegen. An einem Tag machte zum Beispiel die erste den Tee und die zweite die Umschläge, und am nächsten Tag umgekehrt. Sie wurden zwar nicht richtig gesund, blieben aber doch am Leben.

Später wurde ein Bauer im Dorf krank, und niemand wusste, was ihm fehlte. »Fragt doch die kranken Schwestern«, sagte der Schmied. Daraufhin holte man die kranken Schwestern zu diesem Bauern, und sie blieben bei ihm und machten ihm Tee und Umschläge, und schon nach kurzer Zeit war er wieder gesund und konnte aufs Feld gehen.

Von jetzt an fragte man immer, wenn jemand im Dorf krank wurde, die kranken Schwestern um Hilfe, und sie kamen und pflegten den Kranken. Das gab ihnen so viel zu tun, dass sie gar nicht merkten, dass sie eigentlich krank waren, und ihr Ruf verbreitete sich so weit, dass man die Frauen, welche die Kranken pflegen, noch heute die Krankenschwestern nennt, obwohl sie weder Schwestern noch krank sind, wenigstens die meisten von ihnen.[2]

Ich möchte Ihnen, meinen Berufskolleginnen und -kollegen in der Pflege, einige Strategien zeigen, die Ihnen helfen können, vom Helfersyndrom loszukommen; Strategien, die viel diskutiert und vielfach erprobt sind.

1 Franz Hohler gilt als einer der bedeutendsten Erzähler der Schweiz. Er schreibt seit über 40 Jahren und hat zahlreiche Preise gewonnen.

2 Zit. n. Messer, B. (2008). Die Expertenstandards im Pflegealltag. Hannover: Schlütersche, S. 13

Ich möchte Ihnen helfen,

- Ihre eigenen Stärken und Schwächen zu erkennen;
- neutral und bewusst in den Pflege- und Beziehungsprozess mit Patienten/Bewohnern zu gehen;
- dass Sie Patienten/Bewohnern ihre eigene Situation so weit wie möglich selbst regeln und gestalten lassen;
- sich vor einem Burnout zu schützen;
- Ihr Helfersyndrom zu mindern oder sogar abzulegen.

2 DER HILFLOSE HELFER

Wer einen pflegerischen Beruf ergreift, möchte helfen. Das ist eine Grundvoraussetzung für diesen schweren, belastenden, aber auch erfüllenden und schönen Beruf.

Das Bedürfnis, anderen Menschen zu helfen, ist ein Impuls, der zu den wichtigsten und schönsten menschlichen Beweggründen gehört. Helfen bedeutet etwas Gutes tun. In unserer Kultur ist es normal, anderen, auch Fremden, zu helfen.

Die Hilfsbereitschaft ist eine zentrale Komponente in vielen sozialen Berufen. Die pflegerisch-sozialen Berufe heben sich hier besonders hervor. Das kann ja auch gar nicht anders sein, denn durch die professionelle Hilfe einer Pflegekraft kompensiert ein Patient/Bewohner etwas, das er nicht (mehr) selbst tun kann. »Florence Nightingale (1820-1910) schrieb einmal dazu: »Krankenpflege ist keine Ferienarbeit. Sie ist eine Kunst und fordert … eine ebenso große Hingabe, eine ebenso große Vorbereitung wie das Werk eines Malers oder Bildhauers. Denn was bedeutet die Arbeit an toter Leinwand oder kaltem Marmor im Vergleich zu dem lebendigen Körper, dem Tempel Gottes? Krankenpflege ist eine der schönsten Künste, fast hätte ich gesagt – die schönste aller Künste.«[3]

Zur Kunst gehört aber das notwendige Handwerkszeug. Wer ein wahrer Meister in der Pflege anderer werden will, der muss auch über Selbstschutz verfügen. Wenn Pflege das kompensieren soll, was ein anderer nicht mehr selbst für sich tun kann, dann ist sie auch die Kunst, das Notwendige zu erkennen – und eben nicht mehr zu tun als das. Doch manchmal mündet das empathische Helfen-Wollen in die rigide Übernahme von Tätigkeiten, die der Patient/Bewohner durchaus noch tun könnte, wenn man ihn nur ließe.

Es entsteht ein krasses Machtgefälle: Aus der Rolle der Pflegekraft als Unterstützerin der Selbstpflege wird mehr und mehr die Rolle der Geben-

3 Zit.n. http://www.diakonie.de/spiritualitaet-in-der-pflege-diakoniecare-kurse-11814.html [Zugriff am 28.11.2013]

den, der Stärkeren und Versorgenden. Der Patient/Bewohner wird zur Passivität gezwungen, in seiner Selbstpflege beschränkt und schlussendlich sogar dafür verantwortlich gemacht, dass »man ja alles selber tun müsse«. Die Pflegekraft wird zum hilflosen Helfer. Aus dem Helfen-Wollen wird ein Helfen-Müssen, ein Gar-nicht-mehr-anders-Können, kurzum: ein Helfersyndrom.

Was steckt dahinter? Warum sind viele Pflegekräfte so gefährdet, ihre unterstützende Rolle zugunsten einer fragwürdigen und selbstschädigenden Machtposition aufzugeben?

Die Gründe sind vielfältig. Zum einen fällt es manchen Pflegekräften schwer, Patienten- oder Bewohnerschicksale hinzunehmen, einen klaren Pflegeprozess zu planen und umzusetzen, der aus vielen kleinen Schritten besteht. Schritten, die Geduld brauchen, Zeit und immer wieder das Zurücknehmen der Pflegekraft.

Zum anderen steckt hinter dem Helfersyndrom auch ein psychologisches Phänomen, das der Psychoanalytiker Wolfgang Schmidbauer in seinem Ansatz des »hilflosen Helfers« so beschreibt:

»Eigene Bedürfnisse nach Versorgung durch Zuwendung und offenes Geben und Nehmen von Gefühlen werden nicht angemessen befriedigt, weil die Helfer starr auf die Rolle der Autorität festgelegt sind. Da Abhängigkeit und Bedürftigkeit schambesetzt sind und vom bewussten Erleben wenig zugelassen werden, bleiben die entsprechenden Bedürfnisse auf einer primitiven, wenig entwickelten Stufe. … Der hilflose Helfer kompensiert durch seinen beruflichen Übereinsatz Gefühle innerer Leere und Wertlosigkeit, welche durch seine Armut an Ausdrucksmöglichkeiten und emotionalem Austausch mit anderen Menschen entstehen. … In keiner Berufsgruppe werden eigene (psychische) Störungen so vertuscht und bagatellisiert wie in jener, die unmittelbar mit der Behandlung solcher Störungen befasst ist. Schwäche, Hilfslosigkeit, das offene Eingestehen emotionaler Probleme werden nur bei anderen begrüßt und unterstützt, während das eigene Selbstbild von solchen »Flecken« frei bleiben soll.«[4]

---

4 Schmidbauer, W. (2013). Das Helfersyndrom. Hamburg: Rowohlt, S. 22

Die Offenheit, mit der Schmidbauer schreibt, wirkt auf viele seiner Leser äußerst kränkend. Tatsächlich ließen und lassen sich viele Leser, Pflegekräfte und auch Ärzte, nur ungern diesen Spiegel vorhalten. Schmidbauers Erklärungsversuche, die bereits 1977 erschienen, wurden nicht etwa begeistert begrüßt. »Das Buch wurde zum Bestseller, vielen seiner Kollegen galt Schmidbauer damals als Nestbeschmutzer. Doch der heute 69-Jährige hatte in Therapiegruppen beobachtet, dass professionelle Helfer ihren Beruf oft aus einer unbewussten Abwehr gegen einen meist in der Kindheit erlebten Liebesentzug wählen. Sie delegieren die eigene Verletzbarkeit an Patienten, die sie überbeschützen; als Gegenleistung erhoffen sie die so sehnlich vermisste Zuneigung. Nach dem Motto: Weil mir nicht geholfen wurde, werde ich Helfer. Die Kombination macht verwundbar, nicht selten führt sie zum Burnout.«[5]

2.1 Das Helfersyndrom – fünf Komponenten eines Phänomens

Schmidbauer erklärt das Helfersyndrom also biografisch – als Prägung einer Person in der Kindheit. In dieser Zeit ihrer Entwicklung hätten Betroffene die Erfahrung machen müssen, dass ihre kindlichen Bedürfnisse nicht befriedigt wurden. Sie erlebten, dass sie nicht einfach so Aufmerksamkeit und Zuwendung bekamen und blieben emotional hungrig. Als Kinder hatten sie keine andere Wahl, als diesen Hunger zu kompensieren, indem sie sich die Zuwendung durch unermüdlich angebotene Hilfeleistung sozusagen »erarbeiteten«. Die so verzweifelt nach Liebe und Anerkennung strebenden Kinder litten an der Angst, ungeliebt und unerwünscht zu sein.

Schmidbauer spricht im Zusammenhang mit dem Helfersyndrom von fünf Komponenten:

1. »Das abgelehnte Kind,
2. die Identifizierung mit dem Über-Ich (Ich-Ideal, Größen-Selbst),
3. die narzisstische Unersättlichkeit,
4. die Vermeidung von Gegenseitigkeit,
5. die indirekte Aggression.«[6]

---

5 Zeitner, F. (2011). Schwäche ist tabu. Im Internet: http://www.spiegel.de/karriere/berufsleben/helferkrankheiten-schwaeche-ist-tabu-a-763522-2.html [Zugriff am 28.11.2013]

6 Schmidbauer, W. (2013). Das Helfersyndrom. Hamburg: Rowohlt, S. 43

2.1.1 Das abgelehnte Kind

Manche Kinder haben nie die Erfahrung gemacht, um ihrer selbst willen geliebt zu werden. Sie durften nie Kind sein, sondern hatten stets die Bürde der Verantwortung zu tragen. Es gab keine Rückzugsmöglichkeiten, keine spielerisch-freie Zeit, sondern eine stete Habacht-Stellung. Wie ein kleiner Seismograph registrierten diese Kinder jede Regung der anderen, vor allem der Erwachsenen. Sie lernten zu beschwichtigen und ihre eigenen Gefühle zu unterdrücken. Als Folge davon fiel es ihnen schwer, »ein Über-Ich (also eine normative Instanz, eine »Stimme des Gewissens«) zu entwickeln, die freundlich mit ihren Trieben und Emotionen umgeht.«[7]

Die Gründe für die Ablehnung eines Kindes sind und bleiben vielfältig:

- Das Kind ist (anfänglich) unerwünscht.
- Die Bezugsperson nimmt das Kind auf der Ebene des Über-Ich an, es fehlt eine gefühlsmäßige Bindung.
- Die Bezugsperson betreibt andere Aktivitäten in einem derartigen Ausmaß, dass für das Kind kein Platz in ihrem Leben bleibt.

So gibt das solchermaßen eingeengte Kind Zuneigung und Verständnis im Übermaß, um Liebe und Nähe zu erringen, die aber größtenteils versagt bleiben. Das Bedürfnis danach bleibt ungestillt und im Erwachsenenleben sind diese Kinder, die nicht Kind sein durften, extrem verletzlich. Kränkungen sind sie für sie fast eine Existenzvernichtung. Sie fühlen sich sofort verantwortlich – auch wenn sie gar nicht angesprochen sind, geschweige denn verantwortlich. Sie leiden unter dem Gefühl, abgelehnt, zurückgelassen und unerwünscht zu sein.

Diese Verletzungen haben Konsequenzen:

- Die Suche nach Bestätigung und Anerkennung ist ein ständig nagender Hunger. In der Helferrolle werden alte Verletzungen kompensiert und das in der Kindheit Gelernte – »Wenn ich tue, was die anderen wollen, bin ich in Ordnung« – stets neu befeuert. Die Betroffenen sehnen sich nach Bestätigung. Immer wieder müssen sie erfahren, dass sie gebraucht werden.

---

7 Schmidbauer, a. a. O., S. 44

- Es gibt starre Vorstellungen von »falsch« und »richtig«. Abweichende Vorstellungen, Haltungen, Gedanken und Glaubenssätze anderer können nicht angenommen werden.
- Aggressionen sind eine Bedrohung und werden deshalb oft verleugnet und ignoriert. Dies erlebe ich seit Jahren in Teamtrainings, wo einige Pflegekräfte so tun, als wäre alles in Ordnung. Ihnen fehlt das stabile Selbstvertrauen, um zu Konflikten und Aggressionen stehen zu können. Toleriert werden dagegen passive Aggressionen wie Klatsch und Tratsch und auch das abwertende Sprechen über Patienten/Bewohner und deren Anliegen. Tratsch ist ein verbindendes, ein kollegiales Element. Er macht den Einzelnen zum Mitglied eines Teams. Tratsch verbindet.
- Beziehungen und Freundschaften sind nicht ausbalanciert, da es immer darum geht, der Gebende zu sein. Die schwere Lektion aus der Kindheit macht es fast unmöglich, Schwächen einzugestehen und Hilfe zu erbitten.
- Das selbst gesetzte Ideal ist es, heroisch, uneigennützig und bedürfnislos zu sein. Doch die Erfüllung dieses Ideals können nur andere geben: Bestätigung ist stets wichtig. Kritik ist eine vernichtende Entwertung.

2.1.2 Die Identifizierung mit dem Über-Ich

Hier gilt es, erst einmal die Begriffe von Über-Ich, Es und Ich zu klären. Es war Sigmund Freud, der diese drei Instanzen als erster benannte.

Freud sah das Über-Ich als moralische Instanz an. Es ist das Gewissen und der Gegenspieler der Lusttriebe, des Es. Das Über-Ich bildet sich in den ersten sechs Lebensjahren eines Kindes. Es enthält die moralischen Vorgaben, die verinnerlichten Wertvorstellungen des sozialen und kulturellen Umfeldes des Kindes. Insbesondere prägend sind die Eltern, denn sie sagen dem Kind, was »gut« ist und was »schlecht«.

Das Über-Ich wird auch beeinflusst durch die Umgebung, durch die Menschen, die eine Bedeutung haben und mit denen sich das Kind identifiziert.

Auch der Prozess des Denkens geschieht unter dem Einfluss des Über-Ichs. Die Bewertung von Ereignissen, Erfahrungen und Informationen unterliegt der sich bildenden Moral und prägt somit auch das Denken.

Das Es steht für den unbewussten, triebhaften Teil einer Persönlichkeit. Hierhin gehören sexuelle Begierde sowie aggressive Impulse, die Freud als angeboren ansieht.

»Das Über-Ich, der Sitz aller Erfahrungen, die das Lebewesen individuell sammelt, und mit diesen auch der sozialen Normen, und der Sitten und des Gewissens, ist eine Art Kontrollinstanz gegenüber dem an sich ungehemmten, nach unmittelbarer Bedürfnisbefriedigung strebenden Es. Das Über-Ich wirkt auf das Ich, indem es die Impulse des Es gefühlsmäßig mit Unbehagen, Angst oder Ablehnung einfärbt, oder sie für das Ich (Bewusstsein) sogar ganz unkenntlich macht (»Zensur«), damit es den »animalischen« Versuchungen des Es nicht erliege.«[8]

Das Ich, die individuelle Identität, umfasst das Denken, Fühlen und Handeln. Alles, was wir wahrnehmen und betrachten können, geht von unserem Ich, unserer individuellen Persönlichkeit aus, das zwischen Über-Ich und Es angesiedelt ist.

Es gibt Menschen, bei denen sich diese Dreiteilung des Selbst harmonisch ergänzt und miteinander verzahnt. Gerät diese Dreiteilung jedoch aus der Balance, können ganz unterschiedliche Folgen entstehen, wie zum Beispiel das Helfersyndrom: Hier wird das Über-Ich zu stark betont. Der Mensch verliert seine Empathie. Er urteilt unsensibel, hart und abweisend.

2.1.3 Die narzisstische Unersättlichkeit

Mit dem Begriff Narzissmus verbinden sich Worte wie Egoismus, Arroganz und ausgeprägte Selbstsüchtigkeit. Der Begriff geht auf den griechischen Mythos von Narzissus zurück, der sich – der Sage nach – in sein eigenes Spiegelbild verliebte.

Doch in der Psychologie wird mit dieser Selbstverliebtheit auch eine zutiefst empfundene Unzulänglichkeit verbunden. Narzisstische Menschen sind oft sehr unsicher und suchen verzweifelt nach Bestätigung von außen, nach

8 http://de.wikipedia.org/wiki/Es_(Psychoanalyse) [Zugriff am 25. 09. 2013]

Bewunderung und Anerkennung. Es wird ihnen – ihrer Meinung nach – nie genug Aufmerksamkeit geschenkt. Sie erhalten niemals genügend Anerkennung. Dabei streben sie danach, möglichst perfekt zu sein. Sie kennen nur ihre Arbeit, leisten Enormes, doch es fällt ihnen schwer, wirklich zu erkennen, was der andere gerade braucht. Sie registrieren oft gar nicht, ob jemand ihre Hilfe wirklich wünscht. Oft genug sind sie verärgert, wenn ein anderer ihre Hilfe ablehnt, denn Kritik ist für sie eine tief empfundene Verletzung.

2.1.4 Die Vermeidung von Gegenseitigkeit

Ausgeglichene Beziehungen festigen sich durch Kommunikation, wertschätzenden Umgang und insbesondere durch den gegenseitigen Austausch. Langfristig stellt sich dabei eine ausgeglichene Situation ein, ein einvernehmliches Geben und Nehmen. Die Beziehung bekommt Stabilität. Bei intakten Beziehungen und Freundschaften sind Freiwilligkeit und Hilfeleistung immer Teil des Ganzen. Es macht Menschen Freude, zu nehmen und geben zu können.

»Vermeidung von Gegenseitigkeit« bedeutet, dass Menschen innerlich Buch darüber führen, wie viel sie geben. Wichtig ist ihnen, dass sie mehr einnehmen als geben. Stärke, Unabhängigkeit und Macht sind ihnen wichtig.

2.1.5 Die indirekte Aggression

Die indirekte Aggression ist so subtil, dass sie oft gar nicht als Aggression erkannt wird. Da redet jemand mit seiner Kollegin, obwohl er eigentlich einem Vortrag zuhören sollte. Da wird nach dem Befinden des Patienten/Bewohners gefragt, aber die Antwort interessiert gar nicht. Da werden Patienten/Bewohner hinsichtlich ihres Äußeren kritisiert. Studien haben gezeigt, dass gerade Frauen eher zur indirekten Aggression neigen, denn dieses Verhalten ist vermeintlich gesellschaftlich anerkannt, ein Gegenangriff bleibt fast immer aus.[9]

---

9 Micus, C. (2002). Friedfertige Frauen und wütende Männer? Theorien und Ergebnisse zum Umgang der Geschlechter mit Aggression. Weinheim: Juventa, S. 178

3 HELFERSYNDROM – WIE GEFÄHRDET SIND SIE?

Es ist nicht einfach, sich darüber klarzuwerden, ob man vom Helfersyndrom betroffen ist oder nicht. Es schmerzt festzustellen, dass da eine Schwäche ist, ein Mangel, ein wunder Punkt. Aber Sie haben ja zu diesem Buch gegriffen, weil Sie eine gewisse Vermutung haben, dass Sie vielleicht betroffen oder aber gefährdet sind.

Zu dieser Erkenntnis möchte ich Ihnen gratulieren, denn Sie unternehmen einen entscheidenden Schritt: Sie haben bei sich einen Mangel, eine Auffälligkeit festgestellt und wollen dem jetzt auf den Grund gehen. Das verlangt Mut – und der ist sehr anerkennenswert.

Mit diesem Mut können Sie sich den folgenden Aussagen zuwenden. Was lösen die folgenden Sätze in Ihnen aus?

- Sie gehen stets davon aus, dass Sie weniger wert sind als alle anderen Menschen.
- Sie stärken Ihr Selbstwertgefühl, indem Sie anderen helfen.
- Sie drängen Ihre Hilfe manchmal direkt auf, weil Sie der Meinung sind, dass Sie besser beurteilen können, was der Patient/Bewohner an Hilfe braucht.
- Es fällt Ihnen schwer, im Rahmen des Pflegeprozesses eine objektive Beurteilung durchzuführen. Sie halten Maßnahmen für angezeigt, obwohl der Pflegebedürftige sie nicht haben will und Ihre Kollegen darauf hinweisen, dass diese Maßnahmen eher kontraproduktiv sind.
- Sie lehnen Unterstützung durch andere ab, weil Sie der Meinung sind, dass Sie Ihre Arbeit auf jeden Fall allein schaffen müssen.
- Sie akzeptieren nicht, wenn Ihr Körper nicht mehr will. Wenn es mehr zu tun gibt, als Sie leisten können, arbeiten Sie eben bis zur Erschöpfung.
- Sie vernachlässigen Ihre eigene Bedürfnisse und Wünsche.
- Sie stellen Ihre Arbeit an die erste Stelle. Partner oder Familie haben sich dahinter einzuordnen.
- Sie erwarten von den Menschen, denen Sie helfen, Dankbarkeit und Anerkennung.

- Sie hoffen darauf, dass die anderen Sie für Ihren Einsatz mit großer Wertschätzung behandeln, denn schließlich stellen Sie deren Wünsche über Ihre eigenen.
- Sie sind stets damit beschäftigt herauszufinden, was andere (Patienten, Bewohner, Kollegen etc.) brauchen könnten, damit Sie darauf sofort reagieren können.
- Sie meinen, Ihre Güte spreche für sich selbst und erwarten, dass Ihre Tugendhaftigkeit gelobt, Ihre Bescheidenheit gepriesen, Ihre Selbstaufopferung vergolten und Ihre Großzügigkeit erwidert werden müsse. Geschieht das nicht, sind Sie verletzt und fühlen sich zurückgewiesen.
- Sie vermeiden Konflikte. Sie halten es nicht aus, wenn jemand böse auf Sie ist. Sie brauchen die Anerkennung und Akzeptanz durch andere.
- Sie reden gern über andere, kritisieren deren Aussehen, Verhalten und Moral.

3.1 Berufsschicksal »Helfer ohne Grenzen«

Die folgenden Beispiele von Menschen, die das Helfersyndrom plagt, stammen alle aus der Realität. Sie stehen hier prototypisch für eine Vielzahl von Varianten des Helfersyndroms, die Ihnen als Pflegekraft sicherlich bekannt sind – aus eigener Erfahrung oder aus eigener Betroffenheit.

3.1.1 Die Übermutter

Ludmilla ist 35, mehrfache Mutter und Pflegehelferin. Sie ist stets bemüht, möglichst viele Bewohner zu versorgen und springt auch in ungünstigen Zeiten ein. In ihrer Freizeit kauft sie für die Bewohner ein, achtet nicht auf Überstunden, denn sie »macht es ja gern!« Sie liest den Bewohnern die Wünsche förmlich von den Augen ab.

In dem Heim, in dem Ludmilla arbeitet, lebt Frau M., eine Bewohnerin, die durch eine Lähmung sehr stark in ihrer Selbstpflege eingeschränkt ist. Sie braucht insbesondere beim Toilettengang sehr viel Hilfe, denn da sie sehr klein ist, sitzt sie auf dem Steckbecken, das auf ihrem Bett steht. Der Vorgang der Ausscheidung kostet Zeit und ist ein großer Eingriff in ihre Intimsphäre. Frau M. wünscht sich daher die notwendige Unterstützung ausschließlich durch weibliche Pflegekräfte. Das ist allerdings zurzeit in diesem Heim recht schwierig, da an einigen Tagen ausschließlich männliche Mitarbeiter vor Ort sind.

Für Ludmilla ist der Gedanke, dass ein Mann Frau M. hilft, unerträglich. Deshalb kommt sie an ihren freien Tagen heimlich vorbei und unterstützt Frau M. beim Toilettengang. Inzwischen ruft Frau M. sogar bei Ludmilla zu Hause an, wenn sie zur Toilette muss. Dann schleicht sich Ludmilla heimlich in die Einrichtung, denn sie wohnt nicht weit entfernt.

Als Ludmilla von der Pflegedienstleitung auf ihr Verhalten angesprochen wird, willigt sie sofort ein, das künftig zu unterlassen. Doch heimlich macht sie genauso weiter.

3.1.2 Der Aggressor

Bernd ist 47 Jahre und Single. Er ist seit Beginn seines Berufslebens Pflegekraft. Trotz langjähriger Berufstätigkeit hat er keine Führungsposition inne. Es wurde ihm auch noch nie eine angeboten und er strebt sie auch nicht an. Allem Neuem gegenüber ist er eher verschlossen und hält sich bei Projekten und Weiterbildung zurück. Aber er übernimmt klaglos die »körperlich« schweren Bewohner und gilt als äußerst verlässlicher Mitarbeiter.

Seine Bewohner versorgt er nach eigenem Gutdünken. Auf Ablehnung reagiert er schroff und in beleidigendem Tonfall. Wenn ein Bewohner sich gegen seine Pflege wehrt, kündigt er Strafen an, z. B. das Einschalten des Arztes (um beispielsweise Sedativa zu geben) oder eine Beschwerde bei den Angehörigen. Ein professionelles Vorgehen nach dem Pflegeprozess hält er für nutzlos. Ganz nach dem Motto »Früher war alles besser« trauert er den alten Zeiten nach, in denen er noch viel Zeit für die Bewohner hatte.

3.1.3 Die Chefin

Bettina, 42 Jahre alt, verheiratet, arbeitet als nicht examinierte Pflegekraft in der ambulanten Pflege. Ihre Ausbildung zur Krankenschwester brach sie kurz vor dem Examen ab. Auch eine Ausbildung zur Heilpraktikerin zieht sich nun schon über Jahre hin. Bettina ist überzeugt, dass sie ihre Arbeit aus dem Effeff beherrscht und alles kennt, obwohl sie nur in Teilzeit arbeitet.

Die Einarbeitung neuer Kollegen ist ihr wichtig und diese Aufgabe übernimmt sie gern, denn so hat sie die Gewissheit, dass die Pflege nach ihren Vorstellungen ausgeführt wird. Eine Abweichung von ihren Vorgaben empfindet Bettina als Affront. Ihre Pflegeplanungen sind seitenlang, unübersichtlich und zeigen häufig eine Überversorgung der Patienten.

Weil Bettina so viele Sondereinsätze für sinnvoll hält, lässt sich der wöchentliche Einsatzplan kaum realisieren. Doch Bettina hat da ihren Trick: Über Jahre hat sie dafür gesorgt, dass die Patienten sie zu Hause anrufen, wenn sie etwas brauchen. Zudem führt Bettina lange Übergabegespräche mit den Kollegen des nächsten Dienstes. So hält sie alle Fäden in der Hand. Besonders arbeitsintensiv wird es, wenn Bettina in den Urlaub fährt. Vorher stellt sie in stundenlangen Überstunden für jeden Patienten einen genauen Plan auf, was bei ihm wann, wie und wo zu tun ist.

Hinweise auf Veränderungen in der Patientenversorgung, speziell von examinierten (womöglich neuen) Kollegen, nimmt Bettina generell nicht an. Sie beruft sich auf ihre jahrelange Kenntnis der Patientenschicksale.

3.1.4 Die Enttäuschte

Edith ist 45 Jahre und zweifache Mutter. Sie arbeitet als examinierte Pflegekraft in der ambulanten Pflege und ist eine unermüdliche Arbeiterin. Sie macht mehr als bezahlt wird, bleibt länger bei den Patienten als vorgesehen. Edith arbeitet auch, wenn sie krank ist. Sie geht davon aus, dass die Patienten darunter leiden würden, wenn sie sie nicht versorgt.

Edith sieht allerdings oft Probleme, wo eigentlich keine sind. Es gelingt ihr auch nicht, konkret aufzuschreiben, was sie bei den Patienten getan hat, oder ob es wesentliche Veränderungen gibt. Bei kollegialen Gesprächen kann Edith dann nicht erklären, was sie eigentlich macht und warum sie es tut. Ihr tun alle Patienten so wahnsinnig leid und sie ist zugleich wütend darüber, dass die Kollegen das nicht ähnlich sehen.

3.2 Helfersyndrom bei Pflegekräften – durchaus politisch gewollt

Warum führt eine Arbeit in der Pflege so oft zu einem Helfersyndrom? Der Wille, anderen zu helfen, ist doch ein edles Motiv. Und es gibt weitere Motive, die Menschen dazu bewegen, anderen zu helfen. Das sind oft jene Motive, aus denen heraus viele Menschen den Beruf in der Pflege ergriffen haben:

- »Nächstenliebe,
- früher in der Kindheit erfahrene Hilfe zurückgeben zu wollen,
- lieber mit lebendigen Menschen als mit Maschinen zu arbeiten,
- einer sozial anerkannten Arbeit nachzugehen,
- gute Weiterbildungsmöglichkeiten,
- flexible Arbeitszeiten, die sich gut mit der Familie vereinbaren lassen,
- etc.«[10]

Das Problem der heutigen Pflege aber ist, dass genau diese guten Motive missbraucht, konterkariert und ausgenutzt werden. Die Situation im Gesundheitswesen trägt massiv dazu bei, dass Pflegekräfte mehr tun, als ihnen gut tut. Immer weniger Zeit, immer weniger Personal, immer weniger Geld, aber eine hohe Anspruchshaltung jener, die ja »für die Pflege bezahlen«. Die Situation in der Pflege lässt sich schlaglichtartig beleuchten:

- Viele Pflegeteams stehen unter hohem Druck; dabei verlieren sie die Achtsamkeit für das Miteinander. Die Folgen sind Regression, Ohnmachtsgefühle, Mobbing etc.

---

[10] Charlier, S. (2001). Grundlagen der Psychologie, Soziologie und Pädagogik für Pflegeberufe. Stuttgart: Thieme, S. 102

- Helferberufe sind weiblich dominiert und Frauen neigen dazu, wenig zu klagen und viel zu tun; das zeigt sich generell im Berufsbild. Viele Pflegekräfte schlucken ihren Ärger eher herunter, als dass sie ein Veto einlegen würden. Nur ein Beispiel: Als dem Stellwerk Mainz im August 2013 das Personal fehlte, wurden die massiven Zugausfälle in den Medien landauf, landab scharf kritisiert – und sofort Personal eingestellt! Wie lange diskutiert man schon über den Fachkräftemangel in der Pflege? Bislang ohne viel Erfolg.
- Nur wenige Pflegekräfte trauen sich, vom Arzt etwas einzufordern. Immer noch denken viele Ärzte, dass Pflegekräfte keine eigene Meinung haben sollten.
- Die Einrichtung einer Pflegekammer, einer politischen Selbstverwaltung, wird kritisch gesehen. Eine Ärztekammer gibt es dagegen schon lange.
- Viele Pflegekräfte sind ausgebrannt. Sie zeigen damit auch nach außen hin: »Dieser Beruf ist anstrengend.« Statt mehr Personal gibt es aber eher mehr Kontrollen.
- Es fehlt an Nachwuchs, denn das Image der Pflege ist schlecht, die Bezahlung zu niedrig.
- Statt das Pflegepersonal angemessen zu bezahlen und die Arbeitsbedingungen zu verbessern, werden vermehrt Pflegekräfte aus dem Ausland geholt.
- Immer wieder wird von Seiten der Politik darüber diskutiert, ob nicht Langzeitarbeitslose in die Pflege vermittelt werden sollten. »Pflege kann schließlich jeder.«
- Die Kontrollen (MDK, Heimaufsicht) in der Pflege verschärfen sich mehr und mehr.
- Eine angemessene Einarbeitung und Praxisanleitung fehlen oft. Wer nicht von Anfang an »mitmacht«, ist eben nicht geeignet.
- Weiterbildung geschieht oft auf eigene Initiative und muss oft selbst bezahlt werden.
- Die flexiblen Arbeitszeiten führen zu Springerdiensten, zu einem »allzeit bereit«.

Das Helfersyndrom bei vielen Pflegekräften ist nicht nur ein inneres Problem, sondern auch ein von außen verstärktes: Pflegekräfte werden klein gehalten, indem man ihnen eine bessere Qualifizierung vorenthält, Imageverbesserungen nicht ermöglicht, sondern sie mit Kampagnen bei Laune hält (»Ich pflege, weil…«). Diese Kampagnen zeigen immerhin, dass Pflegekräfte sehr wohl wissen, worauf es bei ihrem Beruf ankommt: Sie wissen, was sie können und sie würden es auch gern gut tun. Doch daran scheint niemand Interesse zu haben.

3.3 Interviews zum Thema »Helfersyndrom«

Dieses Buch ist speziell für Sie, liebe Kolleginnen und Kollegen in der Pflege, geschrieben. Ich darf Ihnen versichern: Sie sind in bester Gesellschaft, wenn Sie sich mit dem Thema Helfersyndrom beschäftigen. Die folgenden drei Interviews führte ich mit Pflegekräften aus einer Pflegeeinrichtung in Sachsen.

3.3.1 »Unser Team ist noch jung und unerfahren«

M. arbeitet auf einem Pflegebereich mit Menschen im Wachkoma. Als Pflegedienstleitung ist sie heute nicht mehr im direkten Bewohnerkontakt. Doch mit ihrer Stellung hat sie auch die Verantwortung für ihre Mitarbeiter übernommen. Die Teambildung ist noch schwierig, die kritischen Anlässe noch groß, denn das Team ist jung und noch unerfahren.

Wieso sind Sie in die Pflege gegangen?
Ich habe vor vielen Jahren einen Fernsehbericht über Leprakranke in Indien gesehen. Ganz speziell das Schicksal einer leprakranken Frau hat mich sehr berührt. In diesem Moment habe ich entschieden, dass ich Entwicklungshelferin werden wollte. Ich wollte in die Dritte Welt gehen und helfen.
Dazu war dann die Ausbildung zur Krankenschwester nötig. Diese begann ich und sie hat mir von Anfang an Freude bereitet. So viel Freude, dass ich nicht in die Entwicklungshilfe ging, sondern im Krankenhaus blieb.
Ein ganz persönliches Highlight war das Legen eines Katheters. Als ich das das erste Mal allein durchführte und es klappte, war ich sehr froh. Ich hatte den Eindruck, dass Theorie und Praxis zusammen liefen. Ein großartiger Moment. Ich habe es genossen, die große Dankbarkeit der Patienten zu bekommen.

Was bedeutet es für Sie, helfen zu können?
Dem Bewohner das Bestmögliche zu geben. Das zu tun, was meiner Meinung nach wichtig für ihn ist, z. B. ihn jeden Tag zu mobilisieren. Dabei gehe ich ein Stück weit von mir aus: Ich versetze mich in den Bewohner hinein und nutze meine Maßstäbe. Also beim Duschen, Haare waschen etc.
Ich reflektiere aber schon, ob es meine Maßstäbe oder die des Bewohners sind. Ich möchte ihm nicht meine Meinung oder Ansprüche überstülpen.

Was bedeutet Helfersyndrom für Sie?
Nicht mehr unterscheiden zu können, wo meine Grenzen sind. Wo hört die Arbeit auf, wo fängt das Privatleben an? Da muss eindeutig getrennt werden. Und wenn ich das nicht trennen kann, dann stimmt etwas nicht.
Natürlich gibt es Situationen, die mich länger beschäftigen. Wie z. B. ein sterbender Bewohner. Da denke ich dann natürlich auch privat länger drüber nach. Aber die belasten mich nicht.
Ganz früher, zu Anfang meiner beruflichen Laufbahn, bin ich vor dem Einschlafen den Dienst durchgegangen. Dann fielen mir meine Fehler des Tages ein. Da war z. B. so etwas, dass ich die Tropfen bei einem Bewohner in der falschen Dosis gegeben habe. Dann habe ich auf Station angerufen.
Manchmal habe ich Probleme oder belastende Situationen, wie z. B. mit Angehörigen, nach Hause genommen. Das hat mich aber nicht erschöpft.

Was erschöpft, ermüdet, frustriert Sie?
Speziell hier in diesem Pflegeheim pflege ich Menschen im Wachkoma: Ich sehe sie jeden Tag, gebe immer mein Bestes, aber Veränderungen sind nicht sichtbar.

Was befriedigt Sie im Hinblick auf Ihre Arbeit und ganz speziell bei den Bewohnern?
Wenn Fortschritte kommen. Das sind manchmal auch ganz kleine. Etwa, dass ein Bewohner plötzlich den Kopf dreht oder dass Angehörige zufrieden sind. Oder wenn ich merke, dass es dem Bewohner gut geht. Und natürlich dann, wenn die Chefin zufrieden ist.

Glauben Sie, dass Sie vom Helfersyndrom betroffen sind?
Ich habe nie einen Test gemacht. Aber ich denke, niemand ist davor gefeit. In der Stelle als PDL kann ich mich gut abgrenzen und habe weniger mit den Bewohnern zu tun.
Als ich aktiv war, war ich definitiv gefährdet.

Gab es Informationen zum Helfersyndrom in Ihrer Ausbildung?
Nein. Wir erfuhren ein bisschen zur Selbsthygiene. Aber mehr auch nicht.

Wird in Ihrer Einrichtung über die Problematik des Helfersyndroms gesprochen?
Wir bieten regelmäßig Supervisionen an. Dort können die Mitarbeiter die Themen frei wählen. Wir als Leitung machen selbst noch eine andere Supervision.
Die Supervisorin würde es erkennen, wenn jemand ein Helfersyndrom hätte oder etwas nicht stimmt. Sie kennt uns schon sehr gut.

Was tun Sie, wenn Sie bei einem Mitarbeiter ein Helfersyndrom vermuten?
Wir führen einmal im Jahr Mitarbeitergespräche. Dies mache ich in meiner Rolle als Pflegedienstleitung und wenn ich die Vermutung habe, spreche ich den Mitarbeiter darauf an.
Meine Chefin kennt sich aus in systemischer Gesprächsführung. Sie spricht betroffene Mitarbeiter entsprechend an. Wir geben dann auch den Hinweis auf die Supervision. Der Mitarbeiter solle diese dann bitte nutzen.
Ebenfalls raten wir ein Gespräch mit der Psychologin an. Aber letztendlich muss der betroffene Mitarbeiter solchen Maßnahmen zustimmen.

Gibt es Teamentwicklung oder kollegiale Beratung?
Ja, die genannte Supervision.
Unsere Sozialarbeiterin absolviert auch gerade eine Weiterbildung zur systemischen Beraterin, sie bringt ihr Wissen in Gesprächen ein.

Inwieweit wird über die tatsächlichen Belange der Bewohner gesprochen? Zum Beispiel im Hinblick auf Pflegeplanungen und die Ermittlung ihres tatsächlichen Pflegebedarfs?
Es gibt ein Eingliederungskonzept, die Biografie, Informationen von Angehörigen. Aber manches Mal erfahren wir wenig über den Bewohner, dann liegt wenig vor.
Wir versuchen dann, darauf aufzubauen, wie der Bewohner vorher gelebt hat. Um das zu erfahren, führt die Sozialarbeiterin viele Gespräche.
Aber ich muss auch sagen, dass unser Team noch sehr jung ist und entsprechend unerfahren. Die Mitarbeiter sind (noch) nicht in der Lage, sich selbst ausreichend zu reflektieren. Sie lassen eigene Emotionen nicht zu. Sie sind zum Teil auch schlecht gelaunt. Wenn dann noch eine »komische Bemerkung« einer Kollegin dazu kommt, dann kippt die Stimmung schnell mal. Eine tiefere, auch persönliche Sicherheit fehlt. Ebenso wie die nötige Ruhe. Und das zeigt sich auch an den Pflegeplanungen. Die Kollegen sehen bei den Bewohnern bspw. keine Ressourcen. Sie nehmen sie schlicht nicht wahr oder bringen sie nicht zu Papier. Sie sind nicht in der Lage, Bewegungsanalysebögen oder ähnliches zu machen. Sie kommen nicht in den entsprechenden Kontakt mit dem Bewohner.
Deshalb überlegen wir derzeit, so etwas wie eine Standortbestimmung zu machen, eine Feedbackrunde. Dabei stellen wir uns Fragen wie z. B.:

- Wo befinden wir uns?
- Was für Probleme haben wir?
- Welche sind so dringend, dass wir sie angehen müssen?

Wie gehen Sie damit um, wenn Pflegeplanungen Ihnen nicht stimmig erscheinen?
Wir arbeiten im Bezugspflegesystem. Ich führe regelmäßige Mikro- und Makrovisiten durch. Dabei analysiere und bewerte ich natürlich auch die Pflegeplanungen, danach bekommt der entsprechende Mitarbeiter eine Rückmeldung, um etwas zu verändern.
Insgesamt hapert es daran, dass unsere Mitarbeiter nicht ausreichend Ressourcen wahrnehmen und dass sie Bewohner nicht neutral einschätzen können.

3.3.2 »Man muss es erst mal selbst erkennen«

B. ist Gesundheits- und Krankenpflegerin. Sie war vor kurzem wegen eines akuten Burnout in einer Therapie. Danach ging sie für zwei Monate zurück an ihren Arbeitsplatz, wurde dann jedoch schwanger und pausierte. Nach der Therapie fühlte sie sich eigentlich gut. Doch durch die Babypause ist sie jetzt »aus dem Takt« geraten. Der Spagat zwischen Familie, Haushalt und Beruf ist schwierig. B. ist der Meinung, in der Arbeit nicht genug zu leisten und auch zu Hause nicht die tolle Mutter zu sein, die sie sein möchte. Und bei all dem sagt sie sich ständig: »Pass auf. Sei achtsam mit dir.« Das setzt sie unter Druck.

Wieso Sind Sie in die Pflege gegangen?
Ich wollte nicht mit Akten arbeiten, sondern mit Menschen zu tun haben. Ich kommuniziere gern. Also entschied ich mich für die Krankenpflege und es war genauso, wie ich es mir gedacht habe. Desillusioniert war ich deshalb aber nicht.

Was bedeutet es für Sie, helfen zu können?
Die Dinge zu übernehmen, die mein Patient nicht mehr selber verrichten kann bzw. ihn dabei zu unterstützen. Unterschiedliche Klientel bedarf unterschiedlicher Hilfestellung

Kam das Thema Helfersyndrom in Ihrer Ausbildung vor?
Da müsste ich erst mal in den Unterlagen wühlen.

Was bedeutet der Begriff Helfersyndrom für Sie?
Syndrom ist ja ein Überbegriff für verschiedene Symptome, die damit reinspielen.
Ich denke, wir Pflegenden haben das alle.
Auf meine Geschichte zurückblickend, würde ich sagen, ich hatte eins. Ich habe es immer noch. In verminderter Intensität.
Pflegen kann ja auch nicht jeder. Es sagen viele, dass sie das nicht machen können. Durch die Therapie wegen meines Burnout bin ich wieder rausgekommen. Ich habe diesen Kreislauf durchbrochen, durch mein Kind und durch die Therapie.
Ich habe gelernt, meinen Perfektionismus herunterzuschrauben.

Aber jeder Tag ist ein Kampf.
Ich fühle mich nicht so sehr wohl, weil ich glaube, die Diskrepanz zwischen dem, was ich leisten kann und dem, was ich glaube, was geleistet werden soll, macht mir Stress.
Ich würde gern mehr geben, kann aber noch nicht so. Ich denke manchmal, dass die Kollegen mehr übernehmen müssen. Das fällt mir schwer.

Was befürchten Sie?
Dass ich als unkollegial und nicht hilfsbereit abgestempelt werde. Ich gebe schon mein Bestes, aber ich würde gern mehr geben. Ich würde auch den Bewohnern gern mehr geben. Dann müssten das nicht die Kollegen tun.

Sagen Ihnen die Kollegen, dass sie mehr von Ihnen erwarten?
Im Moment noch nicht. Ich würde das auch ungern erfragen. Dann würde ich mich zu sehr preisgeben.

Was erschöpft, ermüdet, frustriert Sie?
Ich bin ja noch zusätzlich Praxisanleiterin, auch vor meiner Erkrankung. Wenn ich jetzt mit Schülern arbeite oder FSJ-lern (die ja noch oft sehr jung sind) ist ein Teil meiner Arbeit die Erziehung dieser jungen Menschen. Dazu kommen aber auch die üblichen sechs Stunden, die ich selbst am Bett stehe. Ich muss zu 100 % an alles denken. Alles liegt auf meinen Schultern. Das macht es mir schwer.

Könnten Sie mit Ihrer Vorgesetzten darüber sprechen?
Ja, ich denke schon.

Was befriedigt, erfüllt Sie bei der Arbeit?
Letzen Endes, wenn ich pünktlich das Haus verlasse. Also nicht mehr Zeit investiert habe als nötig. Wenn ich alles geschafft habe. Wenn alles läuft und die Bewohner entspannt und zufrieden sind.
Ich kann die Leute hier nicht retten. Ich kann nur dafür sorgen, dass es ihnen ein wenig besser geht.
Natürlich geht es mir gut, wenn die Kollegen mit mir zufrieden sind und die Stimmung in Team gut ist. Auch wenn es nur für die konkrete Schicht gilt. Ich kann schlecht mit grummeliger Stimmung umgehen, vor allem, wenn ich befürchte, dass ich der Ausloser bin.

Reicht die hier angebotene Supervision für Pflegekräfte aus?
In der Regel ja. Manchmal sprechen wir über Themen, die mich nicht interessieren, dann schalte ich ab. Das ist eben das Problem bei einer Gruppensupervision.
Ich hätte gern einen Psychologen hier, bei dem ich mal Dampf ablassen könnte. Bei uns macht ja die Sozialarbeiterin die Supervision. Das ist dann natürlich tagsüber. Im Spät- und Nachtdienst, da gibt es keinen vor Ort.
Unsere Klientel ist nicht ganz einfach. Auch die Angehörigen nicht. Es wird viel verlangt.
Das »Bewohner gut versorgen«, den Stolz darüber empfinde ich als angenehm.

Was würden Sie tun, wenn Sie bei Kollegen ein Helfersyndrom vermuten?
Vermutlich nichts. Mich hat damals niemand angesprochen und deswegen tue ich es auch nicht. Man muss es erst mal selbst erkennen.

Hätten Sie es nicht besser gefunden, wenn jemand Sie angesprochen hätte?
Es gab einen Tag, da hat mich mal jemand einfach in den Arm genommen. Da war wohl nicht mehr zu übersehen, wie schlecht es mir ging. Trotzdem brauchte ich die Selbsterkenntnis, dass ich fertig war. Ich musste meinen eigenen Weg gehen.

3.3.3 »Unser Problem ist die Arbeitsverdichtung«

M. ist 48 Jahre alt und in seinem zweiten Beruf als Gesundheits- und Krankenpfleger auf einer Palliativstation tätig.

Wieso sind Sie in die Pflege gegangen?
Es ist ein Konglomerat aus verschiedenen Gründen.
Ein Grund: Meine Frau arbeitet in der Pflege. Sie erzählte viel, das hat mich dann interessiert.
Wir bekamen Nachwuchs: Da habe ich diesen Beruf erlernt, um mehr Zeit für meine Familie zu haben. Ich profitiere durch das Arbeitszeitsystem, weil ich mehr Freizeit habe. Ich hatte vorher einen anderen Job, bei dem ich 15, 16 Stunden arbeiten musste.

Was bedeutet es für Sie, helfen zu können?

Helfen bedeutet für mich, dort Unterstützung zu geben, wo jemand etwas nicht mehr leisten kann. Mir geht es darum, den Patienten dazu zu animieren, etwas zu machen, wovon er denkt, dass er es nicht könnte. Man muss manches Mal die Patienten bewegen, ein wenig mehr zu tun, als sie von sich aus wollen.

Es ist ein Fehler, Patienten Dinge abzunehmen, die sie selber leisten können. Das bezieht sich auf die komplette Bandbreite. Also auch die gesamte Organisation. Auch auf der Seite der Angehörigen. Diese sind meist sehr überfordert.

Man kann den Angehörigen gut zur Seite stehen, damit sie nicht in Aktionismus verfallen. Man kann ihnen zeigen, wo sie wirklich helfen und unterstützen können.

Man muss auf die Angehörigen aufpassen. Die Zielstellung ist manches Mal, nach Hause entlassen zu werden.

Was bedeutet der Begriff Helfersyndrom für Sie?

Die Grenze zwischen eigenen Bedürfnissen und denen der anderen verschwimmt.

Haben Sie in Ihrer Ausbildung etwas davon gehört?

Bestimmt! Fast alle von uns haben den Palliative Care-Kurs absolviert. Man sollte sich also damit auseinandergesetzt haben.

Meinen Sie, dass Sie betroffen sind?

Nein. Aber das meinen wohl auch jene, die betroffen sind.

Was erschöpft, ermüdet, frustriert sie?

Übergreifend würde ich sagen: Die Arbeitsverdichtung. Das ist ja ein Problem, was nicht nur im Gesundheitswesen kursiert.

Das komplette Versorgungssystem basiert auf der Tatsache, dass Pflegekräfte über eine ausgeprägte Empathie verfügen. Das wird ausgenutzt, um die Arbeitsdichte bis an die Grenze zu treiben. Denn wir halten ja weiter durch, weil wir dem Patienten gegenüber loyal sind. Das geht aber nach hinten los. Die Schwestern entwickeln Hornhaut auf der Seele. Die Belastung ist manchmal kaum spürbar, wir lassen sie nicht zu, sonst brechen wir zusammen.

Wenn hier z. B. eine junge Mutter stirbt und Kinder hinterlässt, das geht nicht spurlos an einem vorbei.

Was gibt es denn für Entlastungen?
Das Arbeitsklima ist gut. Das wird auch von uns gepflegt. Wir schaffen uns Kommunikationsmöglichkeiten. Wir unternehmen 2 bis 3 Mal im Jahr etwas zusammen, quasi als selbst verordnete Teambildung. Das ist dann stationsbezogen. Und schon durch die Krankenkasse gibt es die Auflage, regelmäßig Teambesprechungen durchzuführen. Das tun wir natürlich auch.
Dann noch die Option einer Supervision. Die wurde am Anfang häufig genutzt, jetzt wird es leider weniger. Einige brauchen es, speziell die jungen Mitarbeiter. Es liegt natürlich auch an der Art, wie die Supervision geführt wird: Dort wird nicht das richtige Maß zwischen dienstlichen und persönlichen Dingen gefunden.

Was gibt Ihnen denn Freude in der Arbeit bzw. erfüllt Sie?
Die Reihenfolge jetzt ist ohne Wertigkeit:
Wenn sich die Patienten freuen. Dankbarkeit – im Idealfall.
Wenn die Angehörigen sehen, dass wir dem Patienten gut getan haben.
Wir haben die Aufgabe, Ziele zu erreichen, die z. B. auch zwischen Patienten und Angehörigen konträr sind, da steckt dann meist Konfliktpotenzial darin.
Freude macht es, in diesem Team zusammenzuarbeiten.
Noch schöner wäre es, wenn so ein Arbeitsklima im gesamten Klinikum wäre.
Man spürt schon, dass in anderen Bereichen die Teams nicht so ein gutes Miteinander haben wie wir.

Was würden Sie tun, wenn ein Kollege ein Helfersyndrom hätte?
Ich würde versuchen, das dann anzusprechen. Hatten wir auch schon. Wir haben dann viel mit der betroffenen Kollegin gesprochen. Es war eine nette Kollegin, die wir alle sehr geschätzt haben.
Mit dieser Kollegin wäre selbst bei 30 % Arbeitsbelastung keine Pause möglich gewesen. Sie hat immer noch Arbeit gefunden. Wollte jedem von uns noch etwas abnehmen. Das wollte ich aber auch nicht. Ich mag es, meine Patienten selber zu versorgen. Sie bekam dann ja auch keinen Dank dafür. Denn wir wollten ja gar nicht, dass sie uns etwas abnimmt.

Aber wir haben sie in Gesprächen nie erreicht. Es hat auch Gespräche mit der Psychologin gegeben. Aber darüber weiß ich nichts.
Die Kollegin hat uns dann verlassen. Angeblich war es ein Wechsel der Stelle wegen der kürzeren Arbeitswege.
Wir mochten sie gern, aber es ist uns nicht gelungen, sie aus der Mühle heraus zu bekommen. Sie hat jetzt ein Burnout. Letztlich fing sie sich in ihrem eigenen Teufelskreis. Oder in der Sackgasse.

4 STRATEGIEN FÜR VERANTWORTUNGSVOLLE PFLEGEKRÄFTE

Helfersyndrom – Das Problem ist Ihnen bewusst. Doch welche Lösungsmöglichkeiten haben Sie? Ich stelle Ihnen jetzt Möglichkeiten vor, um die Sackgasse »Helfersyndrom« erfolgreich zu verlassen. Weil sich das Helfersyndrom – wie die Bezeichnung »Syndrom« schon sagt – aus vielen Einzelteilen zusammensetzt, können Sie auf verschiedenen Ebenen starten.

4.1 Veränderungen beginnen im Kopf

Im ersten Schritt geht es um Ihre Bereitschaft, wirklich etwas zu verändern. Das braucht Ehrlichkeit und Courage, sich selber zu hinterfragen.

4.1.1 Schritt 1: Bestimmen Sie Ihre aktuelle Situation

Bitte antworten Sie auf die folgenden Fragen mit Ja oder Nein.

- Sie geben mehr, als sie bekommen? (Beruflich, wie privat)
- Sie sind erschöpft und ausgelaugt?
- Sie sind depressiv?
- Sie haben den Eindruck, kurz vor dem Burnout zu sein?
- Sie lehnen jede Unterstützung durch andere ab?
- Sie nehmen Medikamente oder Suchtmittel, um der Belastung standzuhalten?
- Sie helfen ungefragt?
- Sie kennen die Bedürfnisse und Wünsche der anderen Menschen besser als Ihre eigenen?

Wie oft antworten Sie mit Ja? Mehr als dreimal? Dann sind Sie zumindest gefährdet.

4.1.2 Schritt 2: Geben Sie Ihrer Situation einen Namen

Bitte nennen Sie Ihre derzeitige Situation **nicht** Helfersyndrom. Lassen Sie diesen Begriff einfach als Terminus Technicus stehen. Eine simple Beschreibung. Ihre Situation ist individuell. Finden Sie also einen persönlichen, vielleicht sogar positiven Namen dafür. Zum Beispiel:
- Meine Chance
- Jetzt erst recht
- Schluss damit
- Jetzt geht es um mich
- Selbsterhalt geht vor Fremderhalt

Vielleicht haben Sie spontan gesagt: »Das ist meine Chance!« Dann können Sie jetzt aktiv etwas unternehmen, um ihre Lage zu ändern. Betrachten Sie das Helfersyndrom als ein altes Muster, das gar nicht mehr zu Ihrer Welt passt.

Was ich mit »altem Muster« meine, sehen Sie hier:
- **Meine Chance:** Sie ärgern sich über Ihre Kollegen, die Ihre »Pfleglinge« nicht so versorgen, wie Sie es machen. Sie beobachten die Arbeit Ihrer Kollegen, bewusst oder unbewusst. Findet etwas Ihr Missfallen, werden Sie ärgerlich, sprechen aber Ihren Ärger nicht aus. Schließlich wollen Sie die gute Beziehung zu den Kollegen nicht gefährden. Ein neues Muster wäre es, wenn Sie sich selbst eine neue Chance geben:
  - Vertrauen Sie darauf, dass Ihre Kollegen auf ihre Weise richtig arbeiten.
  - Vertrauen Sie dem Bewohner, dass es für ihn in Ordnung ist, von jemand anderem versorgt zu werden. Die Beziehung zum Bewohner muss darunter nicht leiden – im Gegenteil, denn so erfährt er, was Sie wert sind.
- **Jetzt erst recht:** Sie verheddern sich in der Pflegeplanung? Sie überblicken die aktuelle Pflegesituation beim Bewohner nicht mehr und sehen vor lauter Problemen den Bewohner nicht mehr? Die Kollegen wundern sich, wieso Sie mit der Pflegeplanung nicht zurechtkommen? Bevor Sie die Pflegeplanung wütend in die Ecke werfen, können Sie auch Folgendes tun:

  - Nehmen Sie sich Fachliteratur.
  - Besuchen Sie ein Seminar oder bitten Sie um eine Inhouse-Fortbildung in Sachen Pflegeplanung.
- **Schluss damit:** Sprechen Sie Ihren Ärger einfach in angemessenen Ton aus: »Du Petra, ich habe gesehen, dass du Frau K. die letzten drei Tage nicht aus dem Bett genommen hast. Ich dachte, dass sie das aber wollte, so wie die letzten zwei Wochen auch. Ich bin darüber verärgert, weil ich möchte, dass sie aktivierend gepflegt wird. Ich bitte dich, dass wir uns besser absprechen, sodass wir bei der Bewohnerin einen gemeinsamen Weg gehen und sie erfährt, dass wir ein gemeinsames Ziel verfolgen.«
- **Jetzt geht es um mich:** Der Bewohner lehnt Sie bzw. Ihre Pflege ab. Das verletzt Sie, macht Sie traurig, ärgerlich oder frustriert. Sie denken, dass Sie dem Bewohner gut tun, wenn Sie ihn auf eine bestimmte Art versorgen. Dabei ist ihm das womöglich zu viel. Vielleicht möchte er eher seine Ruhe oder seine eigenen Erfahrungen machen. Vielleicht stehen Sie auch oft vor dem Problem, dass ein Bewohner sich durch aggressives Verhalten Aufmerksamkeit oder Recht verschafft.
  - Ein neues Muster wäre es, wenn Sie diesen Bewohner ab sofort in Ruhe lassen. Er wird nicht gleich sterben, nur weil er eine bestimmte Pflegemaßnahme nicht annimmt. Er fühlt sich ernst genommen und selbstbestimmt. Sie haben dadurch Zeit für andere Bewohner oder für die dringend benötigte Pause.
- **Selbsterhalt geht vor Fremderhalt:** Sie machen sich Sorgen um die Bewohner, können nach Feierabend nicht abschalten, sind noch gedanklich mit Ihrer Arbeit beschäftigt. Vielleicht haben Sie auch Bedenken, ob Ihre Kollegen die Bewohner so versorgen, wie Sie es gern hätten. Immer wieder denken Sie an die Bewohner und können einfach nicht abschalten. Sie sind besorgt, nervös oder misstrauisch.
  - Ein neues Muster sähe so aus: Sie entscheiden sich, ihre private Zeit bewusst für sich zu nutzen. Ganz nach dem Motto »Selbsterhalt geht vor Fremderhalt«, sagen Sie sich: »Ich werde mich morgen wieder um die Bewohner kümmern.«

4.1.3 Schritt 3: Entdecken Sie Ihre Antreiber

Mit Antreiber »sind verinnerlichte Anweisungen gemeint, denen wir zumal in schwierigen (Lebens) Situationen beinahe zwanghaft folgen.«[11] Es sind oft Botschaften, die wir als Kinder bekommen haben, wie »Beeil dich« oder »Sei gefälligst sorgfältig« oder »Jetzt reiß dich mal zusammen«. Diese inneren Antreiber geben uns Orientierung und Sicherheit. Sie motivieren uns dazu, uns auf die eine oder andere Weise zu verhalten. Das ist das Gute an ihnen. Darüber hinaus hat jeder Antreiber aber auch belastende Anteile, die, wenn sie überbetont werden, zu einer Fessel werden können oder uns anstrengend machen für unsere Mitmenschen.

Die inneren Antreiber wirken sich natürlich auch auf unser Berufsleben aus. Gerade wenn Sie im Fokus der Aufmerksamkeit stehen – und das tun Sie als Pflegekraft eigentlich ständig –, sollten Ihnen Ihre Antreiber und ihre Aktionen und Auswirkungen bewusst sein.

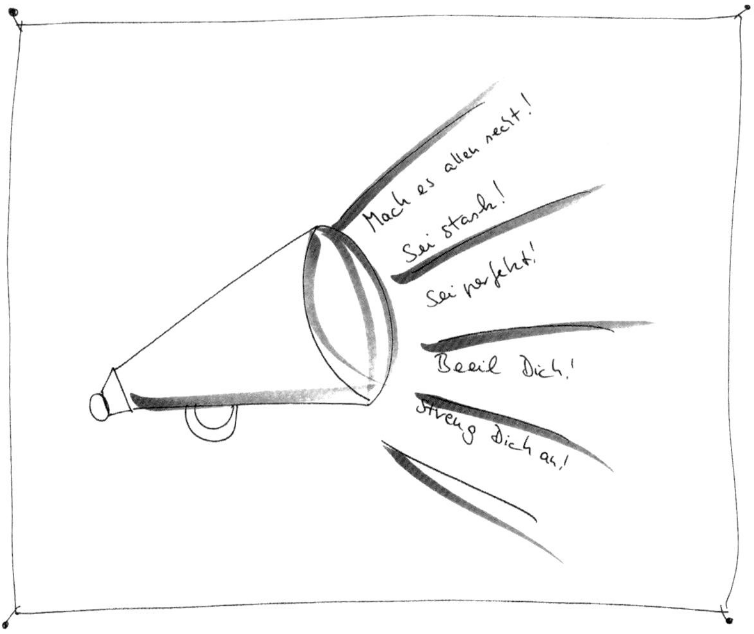

[11] Gührs, M. & Nowak, C. (1998). Das konstruktive Gespräch. Ein Leitfaden. Meezen: Limmer, S. 82

»Jeder von uns weist Verhaltensweisen auf, die allen fünf Antreibern zuzuordnen sind. Aber die meisten Leute haben einen Antreiber, der am häufigsten durchkommt.«[12]

1. Sei perfekt!	(Mache alles genau, möglichst vollkommen)
2. Beeil dich!	(Erledige alles im größtmöglichen Tempo)
3. Streng dich an!	(Tu alles mit viel Energie, versuche es immer wieder)
4. Mach es allen recht!	(Sei lieb, orientiere dich an den Bedürfnissen anderer)
5. Sei stark!	(Beherrsche dich, sei Vorbild für alle, lehne Hilfe ab)

»Sei lieb« – »Streng dich an« – »Sei perfekt« – »Beeil dich« – »Sei stark« sind Sätze, die meistens von unseren Eltern stammen. Sie sind so tief in uns verwurzelt, dass sie uns in vielen Situationen leiten, ohne dass wir es überhaupt noch bewusst merken.

Da gibt es Kollegen, die unglaublich schnell in der Versorgung von Klienten sind; andere arbeiten sehr langsam und gründlich, bis zur Perfektion. Dann gibt es die Kollegen, die auch dann noch einspringen, wenn sie selbst schon »auf dem Zahnfleisch kriechen«. Wieder andere würden sich nie beschweren oder ein kritisches Wort verlieren. Ihnen liegt daran, nicht anzuecken. Und andere versorgen die Bewohner mit unendlicher Aufopferungsgabe.

Vor einigen Wochen sagte eine Teilnehmerin in einem Seminar: »Wer mit mir arbeitet, weiß, dass ich mir immer die schwersten Bewohner nehme.« Als wir diese Aussage intensiv miteinander diskutierten, wurde deutlich, dass sie in ihrer Kindheit vor allem durch einen Satz ihres Vaters maßgeblich geprägt wurde: »Streng dich an!«

Wenn Sie im Kollegenkreis Ihre Antreiber kennen, können Sie Ihr eigenes Verhalten und das der anderen besser verstehen und tolerieren. Eine typische Konfliktursache sind die Widersprüche, die aus dem jeweiligen Antreiber-gesteuerten Verhalten resultieren. Wenn der »Beeil dich!«-Typ auf den »Sei perfekt!«-Typ trifft, kann das nicht lange gut gehen.

12 Stewart, I.; Joines. V. & Rautenberg, W. (2000). Die Transaktionsanalyse. Freiburg: Herder, S. 234

Beim Helfersyndrom verdienen zwei Antreiber unsere besondere Aufmerksamkeit. Das ist zum einen der Antreiber »Mach es allen recht!« und zum anderen der Antreiber »Sei stark!«. Im Folgenden finden Sie eine Tabelle, mit der Sie herausfinden können, welcher innere Antreiber bei Ihnen persönlich besonders stark ist.

Die ursprüngliche Quelle ist mir leider nicht bekannt, die Tabelle findet sich aber auf vielen renommierten Internetseiten und wird in unterschiedlichsten Trainingskontexten genutzt.

Tabelle 1: Antreiber und ihre Belastungen[13]

Antreiber	Belastung
	Der Kraftprotz
Sei stark!	Ich darf keine Schwäche zeigen. Ich darf nicht ratlos wirken. Das Motto »Das schaffe ich auch allein« haben viele von uns direkt mit der Muttermilch aufgesogen. Sie spielen den Helden, reißen sich zusammen, zeigen keine oder kaum Gefühle und schon gar keine Schwächen. Wenn es nicht so läuft, wie sie sich das wünschen, kann es sein, dass sie andere mit ihrer Direktheit vor den Kopf stoßen, ohne das wirklich zu wollen. Manchmal wirken Menschen, bei denen dieser Antreiber besonders stark ist, arrogant. Dabei steckt in der harten Schale ein sehr weicher Kern.

13 Vgl. Reineck, U.; Sambeth, U. & Winklhofer, A. (2009). Handbuch Führungskompetenzen trainieren. Weinheim: Beltz, S. 19

Antreiber	Belastung
	Der Perfektionist
Sei perfekt!	Ich muss noch besser werden. Ich bin noch nicht gut genug. Von klein auf mussten diese Menschen Verantwortung übernehmen. Sie lernten schon früh, dass »ein Indianer keinen Schmerz kennt«. Sie mussten und müssen sich im Leben alles gründlich erarbeiten. Umso größer ist ihre Angst, Fehler zu machen. Dabei sind sie sehr gewissenhaft und geben sich erst mit dem besten Ergebnis zufrieden. Menschen, bei denen dieser Antreiber besonders stark ist, überarbeiten ein fertiges Ergebnis dreimal, um auch wirklich 100% zu erreichen, als sich entspannt in der Hälfte der Zeit mit 90% zufrieden zu geben. Damit haben sie schnell den Ruf eines Erbsenzählers weg. Was diese Menschen selbst leisten, erwarten sie auch von anderen. Bei Fehlern anderer neigen sie zu überzogener Kritik.
	Everybody's Darling
Mach es allen recht!	Ich muss es allen recht machen. Ich muss alle zufriedenstellen. Menschen mit diesem starken Antreiber hatten in ihrer Kindheit das Gefühl, nicht genug geliebt zu werden. Dadurch haben sie gelernt, es allen recht zu machen. Für sie zählt nur, was andere von ihnen erwarten, aber nicht ihre eigenen Bedürfnisse. Sie sind ständig damit beschäftigt herauszufinden, wie andere sich fühlen und können nicht Nein sagen.
	Der Hektiker
Beeil dich!	Ich werde nie fertig damit. Ich darf keine Zeit vergeuden. Vielleicht sind Menschen mit diesem starken Antreiber in ihrer Kindheit ständig zur Eile angetrieben worden und gehören deshalb heute zu den Hektikern. Sie sprechen schnell, fallen anderen ins Wort, handeln manchmal unüberlegt. Es kann auch sein, dass sie Wichtiges von Dringlichem nicht trennen können, deshalb auch nicht gut Prioritäten setzen oder eine Arbeit zu Ende bringen können. Sie sind ja mit den Gedanken schon bei der nächsten.

Antreiber	Belastung
	Das Arbeitstier
Streng dich an!	Ich muss mich (mehr) bemühen. Ich muss es versuchen, auch wenn es mir nicht gelingen wird. Menschen mit diesem starken Antreiber wurde das Motto vom Fleiß schon in die Wiege gelegt. Sie suchen oft den umständlichsten, anstrengendsten Weg zum Ziel – denn nur was wehtut, kann gut sein. Bei vielem, was sie tun, begleitet sie die Angst, dass andere evtl. besser sind. Sie halten die Nase in den Wind, um Konkurrenten und Rivalen frühzeitig zu wittern.

Ist ein Antreiber zu stark ausgeprägt, kann er belastend werden und uns richtig unter Druck setzen. Typische Befehle sind »Ich muss« oder »Ich darf nicht«. Solche Belastungen nehmen wir oft gar nicht wahr oder wir glauben, dass es nicht anders geht, übernehmen also nicht die Verantwortung für unsere Gedanken und Handlungen. Stattdessen fällt es uns wesentlich leichter, anderen Menschen oder den Umständen die Schuld an unserem Zustand zu geben. Wenn Sie z.B. das Gefühl haben, in einem Team zwischen den Fronten zu stecken, zwar mit allen in Kontakt zu sein, aber selber kein Gehör zu finden, sorgt nicht Ihr Umfeld für dieses Gefühl, sondern Ihr Antreiber »Mach es allen recht«. Solange er Sie beherrscht, kann es Ihnen unmöglich erscheinen, einen Konflikt anzugehen oder jemanden anderen zu kritisieren. In jedem Antreiber stecken also auch spezifische Hemmschuhe.

Tabelle 2: Antreiber und ihre Hemmschuhe

Antreiber	Hemmschuh
Sei stark!	Neigt zu Selbstüberschätzung, kommt selbst zu kurz, zeigt keine Schwächen. »Heldentum um jeden Preis«.
Sei perfekt!	Neigt zur Übererfüllung von Zielen, möchte gern alles zu 100% erledigen. Wird oft mit seinen Arbeiten nicht rechtzeitig fertig und gerät in Zeitnot.
Mach es allen recht!	Kann schwer Nein sagen und sich von anderen abgrenzen. Wird wegen seiner Gutmütigkeit leicht ausgenutzt. Stellt die eigenen Bedürfnisse zurück. Starke Tendenz zum Helfersyndrom.

Antreiber	Hemmschuh
Beeil dich!	Gibt sich und anderen in der Erfüllung von Aufgaben wenig Zeit, steht oft unter Zeitdruck. Nimmt sich wenig Zeit für soziale Kontakte.
Streng dich an!	Ist irritiert oder gar unzufrieden, wenn etwas einfach ist. Neigt dazu, sich in Aufgaben zu verbeißen, sich immer mehr aufzuhalsen und überlastet sich.

Nachdem Sie nun die inneren Antreiber kennengelernt haben, ihre Belastungen und ihre Hemmschuhe, müssen Sie als Drittes noch wissen, welche Bedürfnisse hinter den Antreibern liegen. Denn diese treiben Sie im Alltag an und möchten erfüllt werden.

Tabelle 3: Die Antreiber und ihre Bedürfnisse[14]

Antreiber	Bedürfnis
Sei stark!	Sicherheit in sozialen Kontakten.
Sei perfekt!	Wissen und Können entsprechend seiner Fähigkeiten entfalten.
Mach es allen recht!	Die Liebe anderer erfahren, Zugehörigkeit.
Beeil dich!	Die Fülle des Lebens erfahren, alle Möglichkeiten nutzen.
Streng dich an!	Stets auf der Suche nach Höchstleistungen.

Die Verbindung zwischen Antreiber und Bedürfnis sorgt dafür, dass dieses Bedürfnis gelebt werden kann. Der Antreiber ist also nicht nur negativ, sondern eine ganz spezielle persönliche Ressource. Gestatten Sie mir ein persönliches Beispiel: Mein starker innerer Antreiber ist »Beeil dich!« Deshalb stehe ich jeden morgen früh auf, um joggen zu gehen oder gleich mit der Arbeit loszulegen. Selbst am Wochenende bin ich früh auf und sage gern: »Ich möchte dabei sein, wenn der Tag anfängt und ihn intensiv erleben.« Dies ist der starke Ausdruck meines Bedürfnisses, die Fülle des Lebens zu erfahren.

14 Ebd.

In jedem Antreiber steckt, wenn wir das Bedürfnis dahinter betrachten, eine große Kraft, die uns vorantreibt und die wir bewusst nutzen können. Tabelle 4 stellt diese Kompetenzen hinter den Antreibern vor.

Tabelle 4: Antreiber und ihre Kompetenzen

Antreiber	Besondere Kompetenz
Sei stark!	Übernimmt Verantwortung
Sei perfekt!	Hilft bei Aktivitäten, die Sorgfältigkeit und Genauigkeit, Kompetenz und Perfektionismus verlangen
Mach es allen recht!	Ist beliebt, kommt gut an, verfügt über soziale Kompetenz, fügt sich gut ein
Beeil dich!	Kann Dinge schnell erledigen, Entscheidungen rasch treffen
Streng dich an!	Hält durch, wenn Not am Mann ist und es einmal hart wird

Was können Sie nun tun, wenn ein Antreiber so stark ist, dass Sie ihn als unangenehm empfinden? Schauen wir uns das im Einzelnen an:

Sei stark!
Schenken Sie Beziehungen mehr Beachtung, privaten wie beruflichen. Zeigen Sie Ihre weiche, menschliche Seite, das honorieren Ihre Mitmenschen. Öffnen Sie sich gegenüber Menschen, zu denen Sie Vertrauen haben. Freuen Sie sich daran, Ihr Bedürfnis nach Nähe leben zu können. Lassen Sie sich von anderen Menschen unterstützen und nutzen Sie Ihre Stärke, um sich für andere einzusetzen.

Sei perfekt!
Seien Sie mutig und gehen Sie die nächste Aufgabe spontan und ohne Angst vor einem schlechten Ergebnis an. Seien Sie unbesorgt wegen etwaiger Fehler oder Pannen; sehen Sie darin die Chance, etwas zu lernen. Verabschieden Sie sich vom Perfektionismus. Manchmal sind auch 80 % einfach genug.

Mach es allen recht!
Zeigen Sie einfach mal Ihre schlechte Laune, wenn Sie schlecht gestimmt sind, dazu haben Sie ein Recht. Stehen Sie dazu, wenn Sie bestimmte Menschen (bzw. deren Verhalten) nicht besonders mögen. Vertreten Sie Ihre

Meinung – auch dazu haben Sie das Recht. Sie müssen es ja nicht in einem wütenden Tonfall sagen, sondern sachlich und neutral. Stehen Sie zu Ihrer Persönlichkeit, Sie können nicht jedem gefallen. Lernen Sie Nein zu sagen. Halten Sie sich vor Augen, dass Sie die Zuneigung der Bewohner nicht unbedingt brauchen. Die Ablehnung Ihrer angebotenen Hilfeleistung ist kein Weltuntergang. Es hat ja nichts mit Ihnen persönlich zu tun, sondern mit der Rolle, die Sie wahrnehmen.

Beeil dich!
Nehmen Sie sich bewusst Zeit für sich und setzen Sie in allen Bereichen Ihren Lebens Prioritäten. Lassen Sie auch mal Fünfe gerade sein und streichen Sie Termine, die Sie Ihren Zielen nicht wirklich näher bringen. Lassen Sie sich bewusst auf intensive Beziehungen mit anderen Menschen ein, denn manchmal steht hinter der ständigen Hetze auch eine Angst vor zu viel Nähe und tiefer Begegnung.

Streng dich an!
Lassen Sie bewusst Aufgaben liegen und warten Sie einmal ab, ob dadurch tatsächlich eine Katastrophe eintritt. Lassen Sie sich Ihr Leben und Ihren Alltag nicht von anderen oder von Sachzwängen schwer machen.

4.1.3.1 So entmachten Sie Ihren inneren Antreiber

Es bietet sich an, sich Menschen als Lehrmeister zu suchen, denen es gelingt, das zu tun, was in völligem Gegensatz zu Ihrem Antreiber steht. So lernte ich (und mein Antreiber »Beeil dich!«) von meiner Tochter, die »tief gechillt« ist, um es neudeutsch auszudrücken. Sie kann Stunden mit angenehmem Nichtstun verbringen, ist dabei total entspannt und lässt sich durch nichts aus der Ruhe bringen. Manchmal hilft auch der Satz: »Wenn du es eilig hast, gehe langsam«, damit ich aus der Eile aussteigen kann. Ich habe mir mittlerweile bewusst sehr ruhige Menschen gesucht bzw. als Freunde gewonnen. Ihre ruhige Ausstrahlung tut mir gut und ich habe den Eindruck, dass ihre Gelassenheit immer häufiger auf mich abfärbt. Dies kann so weit gehen, dass Menschen zu mir sagen: »Mensch, Barbara, was strahlst du für eine Ruhe aus!« Daran merke ich, dass ich dazugelernt habe.

Managen Sie Ihren Antreiber, indem Sie bei bestimmten Projekten oder Aufgaben im Alltag lockerer sind, nicht perfekt. Suchen Sie bewusst nach

Menschen, die auch mal Fünfe gerade sein lassen können. Hier sind natürlich auch die alten Menschen in unseren Pflegeeinrichtungen ein Vorbild. Viele von ihnen haben die Hektik ihres Lebens hinter sich gelassen und blicken gelassen und entspannt in eine unperfekte Welt. Sie haben gelernt, hinter die Fassade zu gucken.

4.1.3.2 Söhnen Sie sich mit den Antreiber-Vererbern aus

Hier geht es darum, ein tiefes Ja zu dem Menschen zu sagen, von dem Sie Ihren Antreiber erlernt bzw. bekommen haben. Das können Ihre Großeltern oder Eltern sein oder andere prägende Personen.

Auch diese Menschen haben ihren Antreiber einmal von jemand anderem bekommen und ihr Leben lang gefüttert. Diese Versöhnungsarbeit kann allerdings sehr aufwändig sein und viele Türen öffnen, hinter die Sie niemals schauen wollten. Insofern empfehle ich Ihnen hier, einmal über ein Coaching etc. nachzudenken. Mir haben beispielweise die Aufstellungen während meiner NLP-Ausbildungen sehr geholfen.

4.1.3.3 Nutzen Sie Erlaubnissätze

Um Antreiber im Alltag zu verringern, hilft es, sich bestimmte Erlaubnissätze (Affirmationen) zu geben, sie öfter anzuschauen oder im Stillen zu sagen:

- Du brauchst nicht für andere zu denken oder Verantwortung zu übernehmen.
- Du darfst es auf deine Weise machen.
- Du darfst ausprobieren und experimentieren.
- Du darfst um Unterstützung bitten und sie annehmen.
- Du darfst erfolgreich sein.
- Du darfst Erfolge wahrnehmen und dich darüber freuen.
- Du darfst stark und tüchtig sein und dennoch Bedürfnisse äußern.
- Du darfst dich abgrenzen und Nein sagen.
- Du darfst deine Fähigkeiten wahrnehmen und einsetzen.
- Du darfst neugierig sein und intuitiv.
- Du darfst deine Gefühle wahrnehmen und zeigen.
- Du darfst es dir leicht machen.
- Du bist wertvoll und wichtig, auch ohne etwas Besonderes zu leisten.

- Es ist in Ordnung, Fehler zu machen oder Irrtümer zu begehen und daraus zu lernen.
- Du darfst deine eigenen Erfahrungen machen.
- Du darfst anderen Menschen vertrauen.
- Du darfst dich (neu) entscheiden.
- Du brauchst nicht für andere zu denken und Verantwortung zu übernehmen.[15]

Schenken Sie dem Zeitmanagement-Papst Lothar Seiwert Glauben:

»**Lass dir Zeit!** Menschen, die diese Botschaft angemessen anwenden, sind ausgeglichen, selten gestresst und wirken auf andere stabilisierend.

Sei du selbst! Menschen, die diese Botschaft erhalten haben, leben authentisch und können ihre Talente entfalten. Sie verspüren nicht den Zwang, sich ständig den Anforderungen der Umwelt anzupassen. Nur wer sich selbst annimmt und respektiert, kann auf Dauer andere respektieren.

Mach etwas wirklich, anstatt es nur zu probieren! Wer über diesen Erlauber verfügt, ist in der Lage, Probleme zu Ende zu denken und Aufgaben zu einem erfolgreichen Abschluss zu bringen.

Kümmere dich um deine Bedürfnisse! Nur die Klarheit über die eigenen Wünsche und Werte führt auch zu den richtigen Zielen und zu einem autonomen Verhalten ohne Fremdsteuerung.«[16]

4.1.3.4 Verringern Sie den Einfluss Ihres Antreibers

Diese Übung kann Ihnen helfen, sich störendes Antreiberverhalten bewusst zu machen und es abzuschwächen.

1. Nehmen Sie ein DIN-A4-Blatt, damit Sie sich Notizen machen können.
2. Wählen Sie einen Antreiber aus, den Sie gern in seiner Wirkung abschwächen möchten.
3. Beschreiben Sie eine typische Gesprächssituation, in der Sie sich mit diesem Antreiber behindern.

---

15 Vgl. Gührs & Nowak 1998

16 Seiwert, L. (2002). Das Bumerang-Prinzip. Mehr Zeit fürs Glück. München: Gräfe & Unzer, S. 147

- Fragen Sie sich und beschreiben Sie, wie Sie sich stattdessen gern verhalten möchten.
- Welche innere Erlaubnis wäre dafür erforderlich? Schreiben Sie diese Erlaubnis auf.
- Planen Sie, wie Sie sich selbst an diese Erlaubnis erinnern können. Vielleicht können Sie etwas mit Ihrem Partner oder Gegenüber verabreden.

4.2 Warum wir anderen so gern die Schuld geben

Oft genug geben wir anderen Menschen die Schuld für etwas, was wir zu verantworten haben. »Das nennt man Projektion. Projektionen sind ein allgemein üblicher Kniff, den wir oft in unseren Beziehungen anwenden. Indem wir anderen die Schuld zuweisen, schieben wir die eigene Verantwortung von uns. Lenken von unseren Defiziten ab. Fühlen uns anderen überlegen. Gehen den eigenen Problemen aus dem Weg. Vermeiden das unangenehme Gefühl der Unzulänglichkeit. Waschen unsere Hände in Unschuld. Ich habe meine Probleme oft damit zu lösen versucht, dass ich sie auf andere übertrug (projizierte). Erst sehr spät in meinem Leben begriff ich den Zusammenhang zwischen Projektionen und persönlicher Unzufriedenheit. Den anderen die Schuld zu geben, wird stets von negativen Empfindungen und Schuldgefühlen begleitet. Es ist sehr wichtig, diesen Zusammenhang zu begreifen. Dies gilt für die Liebe genauso wie für Freundschaften, aber auch am Arbeitsplatz oder ähnlichen Kontexten, die für ihr Leben von Bedeutung sind.«[17]

In pflegerischen Kontexten begegnen mir Projektionen speziell in Pflegeplanungsseminaren. Da fällt es Pflegekräften schwer, einen Patienten/Bewohner neutral zu beschreiben. Sie nehmen bestimme Verhaltensweisen oder Eigenschaften so verengt in den Blick, dass sie die Situation nicht sachlich oder neutral beschreiben können. Stattdessen werden »Eigenschaften« attestiert:

- Fordernde Patienten/Bewohner
- Kritische oder kontrollierende Patienten/Bewohner
- Patienten/Bewohner, die kein Interesse haben, sich zu aktiv zu beteiligen

[17] Messer, B. (2013). Das schaffst du schon. Offenbach: Gabal, S. 57 f.

Der Verfechter der »gewaltfreien Kommunikation«, Kelly Bryson, glaubt, dass das Beschuldigen anderer uns daran hindert, den wahren Grund unseres emotionalen Leidens zu verstehen. »Wenn ich beschuldige, bin ich mir nicht darüber im Klaren, dass meine Wut, meine Angst, meine Scham und mein Schuldgefühl von jenem Teil von mir stammen, den ich »die innere kritische Stimme« nenne oder liebevoller »meinen inneren Wolf«. Solange ich den langen dürren Finger des Beschuldigens auf sie richte, brauche ich mir nicht bewusst zu machen, dass die Geschichte, die ich mir selbst über ihr Verhalten erzähle, meine schmerzhaften Reaktionen nur noch verstärkt. Und weil ich die wahre Ursache meines Leidens nicht an mich heranlasse, bin ich nicht in der Lage, an der Situation wirklich etwas zu ändern. Obwohl ich mir große Mühe gebe, das Feuer in mir, an dem ich leide, zu löschen, indem ich versuche, den anderen dazu zu verführen, die Verantwortung dafür zu übernehmen, brennt es immer noch. Es ist, als würde ein Spiegel Feuer reflektieren und als würde ich Eimer um Eimer Wasser auf den Spiegel schütten und erwarten, dass ich das Feuer auf diese Weise löschen kann. Immer wenn ich jemand anderem die Schuld an etwas gebe, raube ich mir selbst dadurch die Macht.«[18]

Wenn Pflegekräfte an Patienten/Bewohnern etwas auszusetzen haben, wenn sie etwas an ihrem Verhalten verändern möchten, dann sind es eigentlich sie selbst, die sich ändern müssen. Auch wenn es bitter ist und schmerzhaft wahrzunehmen.

Der Perfektionist in uns leidet darunter, wenn ein Patient/Bewohner ein leicht verschmutztes Kleidungsstück nicht ausziehen will. Der Patient/Bewohner ist vielleicht – bei näherer Betrachtung – unbesorgt wegen des Flecks auf dem Hemd. Es ist sein Lieblingshemd und »einen Tag geht das noch«. Wenn wir uns darüber ärgern, dann ist das unsere Entscheidung!
Jedes Mal, wenn wir uns über einen Patienten/Bewohner ärgern, kann das ein Hinweis an uns sein: Wir dürfen etwas verändern. Wir dürfen wachsen.

[18] Bryson, K. (2006). Sei nicht nett, sei echt. Paderborn: Junfermann, S. 81

4.2.1 Strategien gegen den Ärger

Für den Umgang mit Projektionen gibt es eine gute Hilfe, das Ärger-Modell. Ich habe es bei Paola Molinari kennengelernt, einer sehr geschätzten Trainerkollegin. Paola Molinari sagt: »Immer wenn wir uns ärgern oder unzufrieden sind, trifft eine der drei Ursachen zu:

1. Der andere hat etwas, was wir selber gern hätten. Das kann eine Fähigkeit sein, ein Status, ein Verhalten oder Möglichkeiten. Er hat eine Geliebte, die wir auch gern hätten; er hat mehr Geld, Freiheit, das tolle Auto, oder die Position, von der wir glauben, dass wir der richtige Mensch dafür wären.«[19]

Oder auf Patienten/Bewohner bezogen:

- Sie haben die Gelassenheit, die wir auch gern hätten.
- Sie sind emotional und es scheint sie nicht zu stören, was andere über sie denken. Sie leben einfach, ohne sich groß um den Rest der Welt zu kümmern.
- Sie tun, was sie wirklich wollen. Sie schreien ihre Bedürfnisse heraus, werden aggressiv, wenn ihnen etwas nicht passt, konfrontieren andere Menschen direkt mit dem, was ihnen wichtig ist.

»2. Er oder sie konfrontiert uns mit unseren Schattenseiten. Das fällt uns auch schwer, denn meist sind uns unsere Schattenseiten gar nicht bewusst. In der Projektion auf andere können wir sie allerdings sehen. Bei jemand anderem fällt uns auf, was wir selber bei uns verdecken. Ein kostbarer Hinweis also auf uns selbst.«[20]

Auf Patienten/Bewohner bezogen, findet sich hier der Schlüssel für vieles, was wir am anderen ablehnen. Ein Beispiel: Ich begleitete eine Einrichtung bei der Optimierung der Pflegeplanung. Dabei fiel mir eine Mitarbeiterin auf, die es kaum ertragen konnte, dass ein Bewohner regelmäßig Alkohol trank. Er hatte Krankheiten, für die der Alkohol nicht unbedingt zuträglich war, aber mit mittlerweile 95 Jahren bekümmerte ihn das wenig. Selbst sein Hausarzt drückte beide Augen zu. Aber seine Bezugspflegekraft fand es

---

19 Messer 2013, S. 87
20 Ebd.

unpassend, dass er trank, befürchtete eine Suchtproblematik und konnte es kaum ertragen, dass »er sich so gehen lässt«.

Später stellte sich heraus, dass diese Pflegekraft jemanden kannte, der alkoholkrank war. Sie hatte lange darunter gelitten und fürchtete nun neues Leid.

»3. Das Verhalten des Gegenübers weckt einen alten Schmerz, den wir seit Jahren unterdrücken. Den haben wir alle. Bis auf wenige Ausnahmen trägt jeder Mensch etwas mit sich herum, was noch aus Kindertagen stammt und schmerzhaft in seinem Inneren wohnt. Nicht alles davon heilt automatisch. Oft genug drücken wir es weg. Wollen damit (z. B. der Angst, nicht genug zu sein, allein gelassen zu werden etc.) nichts zu tun haben. Wir vermeiden dann bewusst Situationen, um nicht in Kontakt mit diesen Anteilen zu kommen. Aber dann taucht jemand auf, der uns damit konfrontiert, ohne es zu wissen.«[21] Das können Patienten/Bewohner oder Kollegen sein, denen wir fast böse sind, weil sie unsere Hilfe nicht annehmen.

Ein Beispiel: In einem Pflegeheim lebte eine alte Frau, die auf der Suche nach ihren Kindern war. Irgendwann gab ihr jemand eine Puppe und fortan ging diese alte Frau intensiv und glücklich in ihrer Mutterrolle auf und versorgte das kleine Kind. Dann aber kam eine Pflegekraft aus dem Urlaub zurück, sah die alte Frau mit der Puppe und zischte: »Die Frau ist doch schon so alt! Sie muss doch wissen, dass sie sich lächerlich macht. – Das ist eine Puppe! So etwas würde ich nie tun, wie peinlich!« Die Geschichte dahinter: Die Pflegekraft hatte eine Fehlgeburt gehabt und diesen Schmerz nicht überwunden. Die mütterlichen Eigenschaften der alten Frau stachelten ihren Kummer an und ließen sie ihre Verzweiflung spüren. Bewusst war ihr das nicht. Erst als sie in einem Coaching auf diese Quelle ihres vermeintlichen Ärgers stieß, konnte sie die Situation für sich lösen.

Die drei Ursachen im Ärger-Modell von Molinari zeigen, dass Irritation, Verärgerung oder Zorn oft auf ganz anderen Gründen basieren, als wir zunächst glauben. Wir sind es schlicht gewohnt, anderen die Schuld zu geben oder sie zur Verantwortung zu ziehen. Tatsächlich hat unsere Verärgerung oft mit unentdeckten oder unbewussten Anteilen in uns zu tun.

---

21 Ebd.

Wer am Helfersyndrom leidet, ist bspw. empfindlich getroffen, wenn ein Patient/Bewohner die angebotene Hilfe nicht annehmen will. Dabei bleibt den Patienten/Bewohnern manchmal nichts anderes übrig, als unangebrachte Hilfen oder »gute Ratschläge« abzulehnen. Die Folge: Sie werden als »uneinsichtig« abgestempelt.

4.2.2 Glauben Sie nicht alles, was Sie denken

Byron Katie[22], eine amerikanischen Bestsellerautorin, erlebte selbst eine schwere Krise – und zog daraus Konsequenzen, die sie in ihrem berühmten Buch »The work« niederschrieb. Katie erkannte, dass Menschen oft aufgrund von Glaubenssätzen und Überzeugungen leiden und dass es ihnen allein schon dadurch besser geht, wenn sie diese hinterfragen.

Ich habe selbst intensiv mit diesem Modell gearbeitet und empfehle es sehr gern weiter, weil es auch recht einfach ist. Anhand spezifischer Fragen wird dabei die eigene gedankliche Wirklichkeit überdacht und überprüft.

Machen wir einen Versuch: Denken Sie an eine Situation in Ihrem Leben, die noch ungelöst ist. Vielleicht an einen bestimmen Patienten, Bewohner oder Kollegen, der Ihnen Kummer macht oder Schwierigkeiten.

Erste Frage: »Ist es wahr?«
Dies ist die einfachste Frage, um Ihren Vorannahmen, Glaubenssätzen oder Interpretationen eine neue Richtung zu geben. Ist es wirklich wahr, was Sie denken? Werden Sie wirklich ausgenutzt, weil Sie so gutmütig sind, oder bieten Sie sich selbst ständig an, weil Sie auf große Wertschätzung hoffen? Sind die Patienten/Bewohner wirklich so ablehnend gegenüber Ihrer Hilfe, oder brauchen sie diese Hilfe gar nicht? Hat Ihr Vorgesetzter Sie wirklich auf dem Kieker oder fürchten Sie ihn einfach, weil Sie schon immer Angst vor »denen da oben« hatten?
Ist es wahr, was Sie glauben?

22 Boerner, M. (1999). Byron Katies The Work: Der einfache Weg zum befreiten Leben. München: Goldmann

Manchen Menschen fällt gerade die Antwort auf diese erste Frage sehr schwer. Denn die Antwort kann schmerzhaft sein. Sie kann einen Kampf, einen Widerspruch zwischen der Realität, Ihrem Denken und der Wahrheit offensichtlich machen. Doch bleiben Sie gelassen und vertrauen Sie darauf, was der Psychologe Werner Bock sagt: »Was ist, darf sein, und was sein darf, kann sich verändern.«

Dieser Moment des ersten Lichts, das in eine dunkle Ecke fällt, verändert bereits etwas: Sie erkennen an, dass da etwas ist. Sie gestehen sich ein, dass Sie etwas belastet. Es ist, als würden Sie zum ersten Mal wahrnehmen, dass Sie seit Jahren einen Gast im Hause haben, dem Sie sich jetzt erstmals zuwenden. Fragen Sie weiter:

- Wen oder was mag ich (nicht)?
- Wer oder was ärgert mich?
- Wer oder was macht mich traurig, verletzt oder enttäuscht mich?
- Was genau verursacht mir Stress, Kummer oder Schmerz?

Zweite Frage: »Kannst du wirklich wissen, dass es wahr ist?«
Können Sie wirklich wissen, dass Ihre Vermutung, Ihr Glaubenssatz wahr ist? Auch auf lange Zeit betrachtet? Was bringt Sie zum Beispiel zu der Vermutung, Ihre Kollegen würden Sie ausnutzen oder ein Patient/Bewohner lehne Ihre Hilfe ab, die Sie doch als so notwendig ansehen? Diese Frage lädt zur inneren Einkehr ein. Sie dürfen Ihre Perspektive erweitern.

Beispiel: Eine Bewohnerin lehnt die Intimpflege ab, weil sie in ihrer Vergangenheit Missbrauchserfahrungen gemacht hat. Sie, die Pflegekraft, beziehen die Ablehnung aber auf sich. Sie sind davon überzeugt, dass die Bewohnerin Sie nicht mag. Ihr Glaubenssatz: »Sie mag mich nicht. Keiner mag mich. Ich kann diese Arbeit sowieso nicht. Ich bin total unfähig.«

Stellen Sie sich vor, was passiert, wenn Sie diese Glaubenssätze nicht entdecken und lösen lassen. Wie werden Sie die Bewohnerin behandeln? Geben Sie die Pflege ab? Werden Sie wütend und aggressiv und setzen sich durch? Reagieren Sie trotzig, verletzt, gekränkt? Wie wird sich das Verhältnis zwischen Ihnen beiden entwickeln?

Dritte Frage: »Wie reagierst du, was geht in dir vor, wenn du an deinem Glaubenssatz festhältst?«
Diese Frage mutet ungewöhnlich an, denn ging es nicht eigentlich darum, seine Projektionen zu ändern? Warum jetzt diese Vertiefung eines Glaubenssatzes, von dem wir bereits annehmen, dass er falsch ist? Aber wenn Sie diese Frage ehrlich beantworten wollen, werden Sie nicht umhin kommen, sich Ihren Gefühlen zu stellen: Angst, Stress, Schmerz, Sorge, Kummer. Diese Frage soll Sie genau dazu ermutigen. Nehmen Sie sich selbst ernst. Ihre Gefühle mögen nicht richtig sein, aber sie sind berechtigt, real – und anstrengend. Fragen Sie weiter:

- Wie reagiere ich, was geht in mir vor, wenn ich an meinem Glaubenssatz festhalte?
- Wie behandle ich mich selbst? Wie fühlt sich das an?
- Wie behandle ich andere? Wie fühlt sich das an?

Vierte Frage: »Wer oder wie wärst du ohne deinen Glaubenssatz?«
Diese Frage ist an Ihr Herz gerichtet, nicht an den Verstand. Und es ist auch das Herz, das antwortet. Ihr Kopf mag ja denken: »Ich habe doch recht! Ich kann 1000 Fakten für diese Überzeugung anführen!« Doch Ihr Herz beginnt zu ahnen, dass dieser Glaubenssatz womöglich einfach nur ein Gedanke ist. Ein Gedanke, der Sie einengt, fesselt und Ihnen die Möglichkeit, frei zu werden, versagt.

Diese Frage ist die Einladung an Sie, vollkommen anders auf Ihre Situation zu blicken. Sie machen sozusagen ein Fenster auf und der enge Raum um den Glaubenssatz weitet sich. Fragen Sie weiter:

- Wer oder wie wäre ich ohne diesen Glaubenssatz?
- Wie würde ich mich dann fühlen?

Beispiel: Wie würden Sie sich fühlen, wenn Sie Ihren Glaubenssatz, dass die Bewohnerin Sie nicht mag und Sie ohnehin nichts wert sind, hinterfragen würden? Könnte es sein, dass Sie feststellen müssen: »Wenn ich nicht glaube, was ich denke, könnte ich fragen, ob die Bewohnerin mich wirklich nicht mag. Vielleicht geht es gar nicht um mich, sondern um die Situation, die sie nicht mag?«

Fünfte Frage: »Wie sieht die Umkehrung aus?«
Die Umkehrung ist eine Möglichkeit, um Ihre Welt wirklich zu verbessern. Das gelingt, indem Sie zum Beispiel das, was Sie sich von anderen wünschen, selber tun. »Meine Kollegen nutzen mich aus« wird zu »Ich nutze mich aus«. Aus dem Satz »Frau M. sollte mich verstehen!« wird »Ich sollte mich verstehen!« und/oder »Ich sollte Frau M. verstehen!« Ein »Ich bin total unfähig« wird zu »Ich kann durchaus etwas«– »Ich bin doch auch nur Mensch« – »Ich finde heraus, was ich wirklich kann«.

Manchmal gibt es nur eine Umkehrung, manchmal mehrere. Die Umkehrung verrät Ihnen, was Sie selbst tun sollten. Bislang haben Sie auf die anderen gewartet und wurden enttäuscht. Jetzt können Sie etwas tun.

Die Umkehrung offenbart den Teil, den Sie nicht sehen konnten. Viele Probleme haben dieselbe Ursache: Sie wollen etwas vom anderen. Sie erwarten ein ganz bestimmtes Verhalten.

Die Umkehrungen
- kosten auf den ersten Blick Kraft, auf den zweiten sind sie ein wirkliches Geschenk;
- zeigen Ihnen, wer Sie sind;
- zeigen Ihnen, wie Sie leben und handeln können;
- sind ein neuer Baustein für gelingende Beziehungen zu Patienten/Bewohnern und Kollegen.

Nahezu alles, was Sie an einem Gegenüber stört, aufregt, ärgert, verletzt oder traurig macht, hat wesentlich mehr mit Ihnen zu tun als mit Ihrem Gegenüber. Also können Sie sich auch gleich mit sich beschäftigen, statt andere dazu zu bewegen, anders zu sein. Das beschert Ihnen Wachstum und erspart den anderen Frust.

4.3 Ihr Selbstbild – Wie gut kennen Sie sich?

Die Entwaffnung eines Helfersyndroms ist ein Lernprozess. Er beginnt mit der Achtsamkeit sich selbst gegenüber. Sie steigen sozusagen aus und betrachten Ihr Gedankenkarussell von außen: Was denken Sie über sich?

Welches Bild haben Sie von sich? Welches Bild haben Sie von anderen, von der Welt?

Es ist durchaus möglich, dass Sie auf eine Fülle deprimierender Gedanken stoßen:
- Ich bin ein unfertiges, unvollkommenes Wesen. Ich muss mich anstrengen, um besser, ganz, vollkommen zu werden.
- Ich bin nicht liebenswert.
- Ich muss viel tun, wenn ich geliebt werden will.
- Ich bin schlecht, verdorben und gehöre bestraft.
- Ich gehöre nirgendwo dazu.
- Ich schäme mich.
- Ich weiß nicht, was richtig oder falsch ist.
- Ich tue immer nur, was man mir sagt.[23]

Es sind u. a. solche Glaubenssätze, die ein Helfersyndrom fördern. Gedanken führen ein extrem langlebiges Eigenleben, sie wachsen und bestimmen unser ganzes Weltbild. Es ist wie mit dem Modell der sich selbst erfüllenden Prophezeiungen:
- Wenn ich Jahre und Jahrzehnte glaube, dass das Leben schwer ist, dann wird es auch schwer sein.
- Wenn ich Jahre und Jahrzehnte lang glaube, ich sei es nicht wert, dass meine Bedürfnisse erfüllt werden, dann wird das auch niemand tun. Ich selbst schon gar nicht.

Im Alltag bemerken wir oft gar nicht, was wir denken. Wir merken nur, dass wir mal wütend reagieren, mal unsensibel, hilflos oder aufgebracht. Wir folgen oft blindlings unseren Impulsen. Warum wir so sind, wie wir sind, machen wir uns nicht klar. Schlimmer noch: Wir glauben, was wir denken. Wir sind fest davon überzeugt, dass unsere Gedanken wahr sind, real und logisch. Doch schon bei den Fragen von Byron Katie haben Sie gesehen, dass Sie auch anders denken könnten.

Kurzum: Sie brauchen Selbstführung. Dazu aber müssen Sie zunächst erkennen, wer Sie sind und wie Sie funktionieren.

23 Vgl. Betz, R. (2013). Willkommen in der Fülle. Burgrain: Koha, S. 29 f.

Sich selbst zu führen, heißt

- seine wunden Punkte zu kennen und automatische Reaktionsketten unterbrechen zu können;
- sich seiner Gedanken und Gefühle (als unmittelbare emotionalen Reaktionen) bewusst zu sein;
- Möglichkeiten der Selbstregulierung anzuwenden und seine Emotionen im Griff zu haben;
- die Schritte zu wirksamen Verhaltensweisen zu kennen;
- seine Selbstwahrnehmung zu schärfen;
- seine eigenen Bedürfnisse zu kennen;
- seine Identität, Glaubenssätze und Zugehörigkeitsbedürfnisse zu kennen;
- die Komplexität seiner Persönlichkeit zu kennen und zu managen.

Normalerweise laufen menschliche Reaktionen innerhalb von Sekundenbruchteilen ab (vgl. Abbildung unten). Diese automatische Reaktion ist tief verankert, denn das Gehirn kann nicht ständig alles neu bewerten und durchdenken. Es bildet Automatismen, sog. Routinen, heraus, um Standardsituationen zu begegnen.

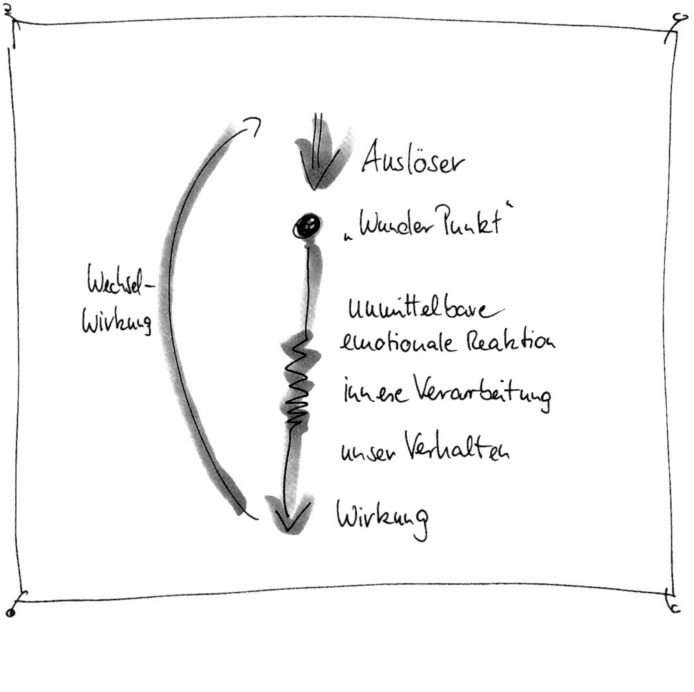

Ihr nächstes Ziel lautet: Festzustellen, wann und wie Sie Ihre eigenen Bedürfnisse unterdrücken; wann Sie sich Bestätigung und Anerkennung durch andere holen, weil Sie sich selbst keine Bestätigung geben können. Ihre Automatismen werden verursacht durch Auslöser und wunde Punkte, die tief und zäh in Ihrem Innern verankert sind. Es wird Zeit, dass ein wenig Licht ins Dunkel kommt.

4.3.1 Von Auslösern und wunden Punkten

Auslöser sind Sätze, Gesten oder Verhaltensweisen, bestimmte Worte oder Themen, die uns unmittelbar zu einer Reaktion veranlassen. Zumeist berühren solche Auslöser schmerzhafte Vorerfahrungen, die uns beeinflussen und in uns gären.

Wunde Punkte sind Situationen, Ereignisse, Sätze oder Gesten, die verletzen oder provozieren. Besonders impulsiv und schnell reagieren wir, wenn ein wunder Punkt schon oft getroffen wurde. Schmerzhafte und negative Vorerfahrungen lassen uns sozusagen »allergisch« auf ein Gegenüber oder eine bestimmte Situation reagieren. Wenn wir überlastet, unzufrieden oder gestresst sind, kann dieser wunde Punkt extrem schnell gedrückt werden. Da reicht es schon, wenn uns jemand komisch anspricht, anschaut oder etwas tut, was wir nicht mögen.

Die körperliche Reaktion setzt ein: Wir spannen die Muskulatur an, unser Blutdruck steigt, das Herz rast. Unser Körper ist kampfbereit.

Gedanken schießen blitzartig durch unseren Kopf. Meist sind es Gedanken an frühere – meist unangenehme oder gar schmerzhafte – Ereignisse oder Situationen und den entsprechenden Bewertungen: »Die schon wieder!« – »Das ist so typisch!« – »Das kann auch nur wieder mir passieren!«

Es brodelt in uns. Wir werden überschwemmt von heftigsten Gefühlen und lassen sie ausbrechen. Wir sind verärgert über denjenigen, der uns das Gefühl »gegeben« hat. Wir machen Vorwürfe, verallgemeinern (»Immer bist du…«) und streiten uns.

Das Gegenüber reagiert nun seinerseits mit Angriffen und Vorwürfen. »So habe ich das doch gar nicht gemeint!« – »Nun stell dich doch nicht so an.« – »Immer nimmst du alles so bierernst.«

Unversehens stecken wir in einem Streit, bei dem wir gar nicht wissen, worum es eigentlich geht. Alte Erfahrungen und aktuelle Kränkungen vermischen sich miteinander: Weil uns der wunde Punkt nicht bewusst ist, sehen wir den Grund für unsere Gefühle in den Handlungen der anderen. Zudem bleibt uns bei diesen blitzschnellen Reaktionen kaum die Zeit, unsere Bedürfnisse zu spüren und auszudrücken.

Beim Helfersyndrom übertragen wir etwa unsere eigene Hilflosigkeit auf einen Patienten/Bewohner. Der wehrt sich und wir reagieren nur auf diese Gegenwehr, statt einen Schritt zurückzutreten und uns zu fragen: »Wieso tue ich eigentlich das, was ich gerade tue?«

Vielen emotionalen Ausbrüchen liegt eine tiefsitzende Angst zu Grunde. Die Angst davor, als Mensch zu versagen, Ziele nicht zu erreichen, Patienten/Bewohner nicht ausreichend begleiten zu können. Es ist die Angst vor Kontrollverlust, vor Gesichtsverlust, letztlich vor dem Jobverlust.

Einige Folgen dieses Teufelskreises:
- Wir beschuldigen andere Menschen oder die Umstände.
- Wir reagieren mit Trotz und Kränkung.
- Wir nehmen unsere Gefühle und Bedürfnisse nicht wahr.

Viele Menschen haben Angst davor, ihre Gefühle wahrzunehmen. Sie fürchten, nicht mehr aufhören zu können mit Weinen, Schimpfen, Klagen, kurzum: tiefem Unglücklichsein. Tatsache ist: Sie werden nicht die nächsten Jahre weinen oder schreien, wenn Sie Ihre Gefühle fühlen. Auch das schlimmste Weinen hört einmal auf.

Ein Schritt auf dem Weg zur Selbstführung ist es, sich seine Gefühle einzugestehen. Die Angst zuzulassen, die Ohnmacht, die Verzweiflung – was auch immer Sie im Innersten bewegt. Wenn Sie sich diesen Gefühlen stellen – vielleicht sogar mit Hilfe eines Coachs oder eines Therapeuten – werden Sie feststellen, dass schmerzhafte oder unterdrückte Gefühle kein Dauerzustand sind. Die konkrete Angst nimmt ab, wenn sie gefühlt werden darf. Verdrängte Gefühle haben dagegen die Tendenz, immer stärker und einengender zu werden.

Es gibt aber Licht am Ende des Tunnels, denn Sie können Ihre Gewohnheiten, und das ist auch Ihre Art und Weise des Denkens, ändern. Die neurobiologische Forschung hat das herausgefunden. Bildlich gesprochen sind Gewohnheiten breite Autobahnen, auf denen Sie seit vielen Jahren dahinrasen. Jede Änderung einer Gewohnheit ist daher mühsam. Statt weiter auf der Autobahn zu rasen, müssen Sie den Fuß vom Gas nehmen, richtig abbremsen, auf dem Seitenstreifen halten, das Auto verlassen, über die Leitplanke steigen und sich neue Pfade durchs Dickicht bahnen. Das ist schwer, das ist ungewohnt und manchmal sogar körperlich unangenehm. Je häufiger Sie aber diese neuen Wege betreten, umso leichter wird es. Sie bekommen mit der Zeit einen guten Zugang zu Ihrer eigenen inneren Welt.

In Einzelschritten bedeutet das:
1. Werden Sie achtsamer für Ihre eigenen Gefühle und Bedürfnisse.
2. Halten Sie inne, nehmen Sie wahr, was in einer konkreten Situation mit Ihnen passiert.
3. Zeigen Sie Verständnis für Ihre wunden Punkte. Akzeptieren Sie sie.
4. Wenden Sie bewusst Möglichkeiten der Selbstregulierung an.
5. Lernen Sie die Facetten Ihrer Persönlichkeit kennen.

Diese Veränderungen berühren mehrere Dimensionen:
1. Die kognitive Ebene: Ihre Art zu denken, Schlüsse zu ziehen, zu bewerten und zu beurteilen
2. Die emotionale Ebene: wie und was Sie fühlen
3. Die körperliche Ebene: Ihres Körpers, Ihrer Bewegungen, Haltung, Mimik, Gestik, Bewegungsmuster, Anspannungen oder Verspannungen, Atmung, etc.
4. Die Ebene Ihres Verhaltens: wie Sie mit sich und anderen umgehen
5. Die geistig-spirituelle Ebene: die Suche nach dem Sinn in Ihrem Leben

Eine bewusste Selbstführung wird all diese Ebenen beeinflussen und verändern. Das ist wohltuend und bedeutet Wachstum und Bereicherung!

4.3.2 Das emotionale Erfahrungsgedächtnis

Den wunden Punkt verstehen und akzeptieren bedeutet, dass Sie sich den tiefer liegenden Schichten Ihrer Persönlichkeit, z. B. dem verletzten Teil, zuwenden. Dazu zunächst eine gute Nachricht: Wir alle haben wunde Punkte. Mal resultieren sie aus den inneren Antreibern, mal sind es Erinnerungen an schmerzhafte Erlebnisse. Es ist uns Menschen eigen, dass wir uns gerade an Dinge, Ereignisse, Inhalte oder Situationen erinnern, die uns emotional besonders bewegt haben. Momente, die uns tief berührt, bewegt oder auch erschüttert haben. Gerhard Roth spricht von einem emotionalen Erfahrungsgedächtnis, das ständig alle Geschehnisse bewertet. »Dies geschieht durch einen blitzschnellen emotionalen Vergleich der gegenwärtigen Situation mit früheren Erfahrungen unter ähnlichen Umständen. Und genau das ist die eigentliche Grundlage des alltäglichen Handelns.

Wenn wir beispielsweise gegenüber einem Menschen, den wir neu kennenlernen, spontane Sympathie empfinden oder sehr schnell misstrauisch werden, so hat das mit unseren früheren emotionalen Erfahrungen mit Menschen zu tun, die ähnlich wirkten – in Aussehen, Mimik, Gestik, Verhaltensmustern und, meist unbewusst, durch ihren Geruch. Diese emotionale Bewertung von Vorstellungen ist immens wichtig. Nur so lassen sich komplexere Herausforderungen und wichtige Entscheidungen gut bewältigen. Bei schwierigen Fragestellungen oder Lebensentscheidungen werden alle Gedanken, die wir dazu haben, immer auch emotional abgewogen und entsprechend für sinnvoll gehalten oder verworfen. Es ist geradezu ein Symptom geschädigter emotionaler Verarbeitungsmechanismen, wenn wir nicht mehr vernünftig priorisieren können, unser »Bauchgefühl« nicht mehr zur Verfügung steht.«[24]

In der Vergangenheit, meist in den prägenden Jahren der Kindheit, haben wir Situationen erlebt, die uns emotional tief betroffen haben. Wir fühlten uns z. B. zurückgesetzt, nicht genug geliebt. Wir erlebten Misstrauen, Geringschätzung, Ängste etc. Daraus sind Schlussfolgerungen entstanden wie »Ich bin nicht liebenswert« – »Ich bin zu dick, zu doof« – »Ich bin ein Versager.«

---

[24] Ebd., S. 39

Letztlich handelt es sich um Manipulationen durch Eltern, Kinder, Partner, Arbeitgeber, Kunden, Nachbarn, Freunde, Medien, Werbung. Mit falschen Vorbildern, Moralisierungen, Drohungen etc. verleiten sie uns dazu, etwas zu tun (oder zu sein). Es wird uns eingeredet, was für uns gut ist, was wir tun (oder lassen) sollten. »Selbstverständlich« sollen wir noch besser, treuer, schlanker, effektiver, sozialer, gutmütiger, gepflegter, loyaler, hilfsbereiter, netter, hübscher, ordentlicher ... sein. Bei diesem Trommelfeuer wächst der Eindruck: »So wie ich bin, bin ich nicht okay!«

Gerade Sie als Pflegekraft wissen, dass körperliche Schmerzen eine wertvolle, positive Seite haben. Sie geben Rückmeldung auf das, was wir tun oder lassen sollten. Sie schützen uns z. B. vor Gefahren. Wann immer wir zu viel essen oder nicht genug schlafen, wann immer ein Körperteil überlastet ist und Ruhe braucht, teilt unser Körper das mit.

Mit emotionalen Schmerzen ist es ähnlich. Sie sind ein Hinweis darauf, dass wir unsere Haltung ändern oder die Dinge anders sehen sollten. Gila Antara, eine Liedermacherin und Sängerin, schrieb im Mai 2011 über schmerzhafte Gefühle und Schmerzen: »Die Bereitschaft dafür zu finden, das Leidvolle und Schwere in unserem Leben anzunehmen, ist ja für uns alle immer wieder eine große Herausforderung. Und doch, wenn wir »mit Bewusstsein« dahin fühlen, wo es weh tut, hat dies eine ähnlich große wandelnde Kraft wie das goldene Glitzern auf dem Meer. Robert Betz nennt es das »bejahende Fühlen«. Natürlich sind nicht alle Gefühle leidvoll, aber es sind vor allem die leidvollen Gefühle, die in uns festsitzen, weil wir sie zu vermeiden suchen, verdrängen oder auf andere projizieren wollen – und das verhindert, dass das goldene Glitzern sich in seiner ganzen Schönheit entfalten kann.«[25]

4.3.3 Innehalten – und den Teufelskreis durchbrechen

Das Innehalten ist eine Methode, die schnelle Reaktionen unterbrechen kann. Manche Menschen zählen einfach bis 10, bevor sie überhaupt reagie-

25 http://www.gila-antara.co.uk/Texte/Infobrief/Infobrief_%20Mai%202011.pdf Entnommen am 24. Juni 2011

ren. »Wer innehält, sucht innen Halt.« Diesen weisen Satz hörte ich während eines Coachings von Sylvia Rüter.

Das Innehalten ist sehr entscheidend, weil es uns erlaubt, einfach zu beobachten, was passiert. So vergrößert sich der Abstand zur Situation und das Geschehen verlangsamt sich. Es wird Sie überraschen, wenn Sie zum ersten Mal merken, dass Ihre Gefühle gar nicht von der Situation oder dem Gegenüber ausgelöst werden, sondern dass Sie selbst dafür verantwortlich sind. Ihre Gefühle haben sich sozusagen verkapselt und brechen Monate oder Jahre später hervor. Dann aber mit einer solchen Macht, dass sie Sie quasi überwältigen. Wir sind also gut beraten, wenn wir gut auf unsere Gefühle achten und ihren feinen Verästelungen nachspüren.[26]

»Wir können unsere Gefühle beeinflussen, indem wir die Qualität unseres Bewusstseins, unserer Gedanken überprüfen. ... Gefühle hängen mit unseren Gedanken zusammen, und zwar in beide Richtungen: Ein Gedanke kann ein Gefühl auslösen und ein Gefühl löst Gedanken aus.«[27]

In der gewaltfreien Kommunikation nach Marshall Rosenberg wird von »stummer Selbsteinfühlung« gesprochen. Ein Beispiel: Es droht ein Konflikt. Statt sofort auf Angriff oder Rückzug zu sinnen, bitten Sie Ihr Gegenüber um eine kurze Pause. Dann können Sie Ihre Gefühle wahrnehmen und fragen:

- Was passiert jetzt gerade bei mir?
- Was geschieht in meinem Körper?
- Was liegt hinter meinen Gefühlen?
- Welche Erinnerungen an ähnliche Gefühle oder Situationen habe ich?
- Welche Gedanken, Bewertungen, Beurteilungen und Schlussfolgerungen tauchen auf?
- Welcher Impuls (welche Reaktion) bahnt sich an?
- Welches Verhalten bahnt sich an?
- Welche Wechselwirkungen zum Gegenüber/zur Situation gibt es?

---

26 Vgl. Solomon, R. C. (2000). Gefühle und der Sinn des Lebens. Frankfurt: Zweitausendeins

27 Brüggemeier, B. (2010). Wertschätzende Kommunikation im Business: Wer sich öffnet, kommt weiter. Wie Sie die GFK im Berufsalltag nutzen. Paderborn: Junfermann, S. 44

Ein Beispiel: Eine Pflegekraft kommt ins Zimmer, weckt die Bewohnerin und möchte ihr bei der Körperpflege, dem Anziehen und auch dem Frühstücken helfen.

Die Bewohnerin hat aber keine Lust. Sie möchte viel lieber noch ein Weilchen im Bett liegen, an die Decke schauen und träumen. Der Zeitplan der Pflegekraft aber ist eng. Sie ist unter Druck, weil sie gern ihre Arbeit bewältigen möchte, aber jetzt schon weiß, dass es knapp wird.

Die Ablehnung durch die Bewohnerin empfindet die Pflegekraft deshalb als Verletzung, als Hindernis auf ihrem sorgsam vorbereiteten (und strikt einzuhaltenden) Plan. Sie fühlt sich in ihrer beruflichen Rolle nicht wertgeschätzt.

Nach dem Prinzip des »Innehaltens« folgt die Pflegekraft aber nicht ihrem ersten Impuls, die Bewohnerin mit einigen freundlich-energischen Worten aus dem Bett zu hieven.

Sie sagt stattdessen: »Frau Schmidt, ich verstehe, dass Sie jetzt nicht aufstehen möchten. Ich komme später wieder.« Die Pflegekraft folgt damit dem Satz von Lothar Seiwert: »Wenn du es eilig hast, gehe langsam.« Sie zieht sich ein paar Minuten zurück und überprüft ihr Gedanken- und Gefühlskarussell. Denn die Bewohnerin war »die Zündkapsel, aber nicht das Dynamit«: »Ich mag einen neuen Schmerz auslösen, aber die Ursache sind unerfüllte Bedürfnisse.«[28]

Der Pflegekraft gelingt es durch die erhöhte Achtsamkeit für sich und ihre Wahrnehmung, dass sie unterscheidet zwischen dem alten Schmerz bzw. dem unerfüllten Bedürfnis nach Wertschätzung und der »Abfuhr« durch die Bewohnerin. So kann sie wieder in die Empathie für sich selber und die Bewohnerin kommen.

Wenn Sie diese Pause in der konkreten Situation (noch) nicht schaffen, können Sie die Situation im Nachhinein reflektieren, allein oder mit einem Coach. Eine »gute Selbstwahrnehmung ist die Voraussetzung dafür, weni-

28 Bryson, K. (2006). Sei nicht nett, sei echt. Paderborn: Junfermann, S. 72

ger von Reaktionen vereinnahmt zu werden und sich besser steuern zu können – kurz: geistesgegenwärtiger zu sein.«[29]

Auf die eigenen Gefühle zu achten, heißt nicht, ungute oder »unerlaubte« Gefühle nicht zu zeigen. Ein Beispiel: Ich habe in meinen Pflegejahren sehr viele Situationen erlebt, die Ekel in mir auslösten. Durch Handschuhe (als Schutzwall im Äußeren) und Fokussierung auf die Situation des Menschen dahinter (als Schutzwall im Inneren) gelang es mir mehr und mehr, professionell und freundlich zu handeln.

Doch wenn ein Bewohner sich erbrach, kam ich an meine Grenzen. Der Geruch und die Konsistenz des Erbrochenen nahmen mir Atem und Gelassenheit. Speziell während des Nachtdienstes, wo mir das alle »Naselang« begegnete, musste ich einen Weg für mich finden. Das gelang mir folgendermaßen: Wenn ich in ein Zimmer kam, in dem ein Bewohner gerade erbrochen hatte, dann

- schaute ich natürlich, ob Gefahr im Verzug war. Zum Beispiel hinsichtlich einer Erstickungsgefahr;
- informierte ich den Bewohner, dass ich gleich wiederkäme;
- bereitete ich mich nicht nur praktisch vor, indem ich die notwendigen Utensilien zusammenstellte, sondern dachte dabei:
  - Was mache ich Schönes, wenn ich diese Aufgabe bewältigt habe? (Z. B. ein Lieblingslied hören. Drei Minuten die Beine hochlegen. Oder ein paar Minuten in den Nachthimmel schauen)
  - Was genau ist das ganz Besondere an diesem Menschen? Was zeichnet ihn aus?
  - Was ist gerade seine größte Not?
  - Wie wird es ihm gehen, wenn ich wieder alles in Ordnung gebracht habe?

Nach diesem kleinen mentalen Programm war ich ihn der Lage, meinen ganz persönlichen Ekel zu überwinden.

---

[29] Dietz, I. & T. (2008). Selbst in Führung. Achtsam die Innenwelt meistern. Paderborn: Junfermann, S. 24

4.4 Selbstführung – So werden Sie der Manager Ihres inneren Teams

Wir sind lebendige Systeme und jeder von uns besitzt ein inneres Team; innere Anteile, die unterschiedlich aktiv sind, je nach Erleben und Situation. Im Zusammenhang mit dem Helfersyndrom gibt es verletzte Anteile in uns, die bei anderen nach Heilung suchen. Diese verletzten Anteile sind für unser Helfersyndrom mitverantwortlich. Aber welche sind es und wie können wir sie heilen lassen?

Der Ausdruck »inneres Team« stammt von Friedemann Schulz von Thun. Das innere Team ist eine Metapher für innere Stimmen, die sich in allen Situationen melden und mitreden wollen. Der Kommunikationsexperte Schulz von Thun ist der Ansicht, dass die wichtigste Voraussetzung klarer Kommunikation die Selbstklärung ist.

»Das innere Teammitglied soll dabei den eindimensionalen Antrieb eines Menschen darstellen. Jedes Teammitglied will aber immer nur das Beste für den Teamchef. … Teammitglieder unterscheiden sich auf vielfältige Weise – sie sind laut oder leise, melden sich schnell oder langsam, sind dominant im Außenkontakt oder zeigen sich nur nach innen, wo sie als Gedanke, Gefühl, Impuls, Stimmung oder Körpersignal auftreten. Zwischen Teammitgliedern herrscht eine ähnliche Gruppendynamik wie im wirklichen Leben auch. In ihrer Gesamtheit spiegeln sie die Lebenserfahrungen eines Menschen wider, darunter die Meinung von Eltern, Freunden und Lebenspartnern oder die Werte von Gemeinschaften, denen man sich zugehörig fühlt.«[30]

4.4.1 Von Kindern und Kritikern

Wie bei allen Teams kommen auch die Teile unseres inneren Teams unterschiedlich gut miteinander aus. Verstehen sie sich gut, fühlen wir uns ausgeglichen und entspannt. Gibt es dagegen Ärger, fühlen wir uns unwohl, erleben Krisen und Konflikte. Hat ein Teammitglied ein ausgeprägtes

30 de.wikipedia.org/wiki/Inneres_Team [Zugriff am 25.03.2014]

Bedürfnis nach Zuwendung und Macht (was ja beim Helfersyndrom zum Alltag gehört), sorgt es für Konflikte.

Die Idee der unterschiedlichen Teammitglieder ist nicht neu. Auch wenn wir Pflegekräfte viel von der Ganzheitlichkeit des Menschen sprechen, ist uns seine Teilbarkeit durchaus bewusst. Bereits die Einteilung in Körper, Geist und Seele definiert Anteile unserer Person. Auch die Psyche setzt sich nach gängiger Meinung aus verschiedenen Teilen zusammen. Unterschiedliche therapeutische Schulen und Philosophien haben verschiedene Teile identifiziert:

- Psychoanalyse: Ich, Über-Ich, Es, später dann die Archetypen von C. G. Jung
- Transaktionsanalyse: kritisches oder nährendes Eltern-Ich, Erwachsenen-Ich, freies oder abhängiges Kind-Ich
- Familientherapie nach Virgina Satir: Ankläger, Beschwichtiger, Verwirrer und Rationalisierer
- Im NLP gibt es das sog. Walt-Disney-Modell mit Träumer, Kritiker (Denker) und Handelndem (Macher)

Jeder Persönlichkeitsanteil »verfügt über bestimmte Intentionen oder Absichten, über seinen eigenen Stil, besondere Fähigkeiten, hat aber auch Defizite, Bedürfnisse, und natürlich eigene Werte und Überzeugungen. Es scheint, als sorge jeder Teil für die Erfüllung eines wichtigen Wertes, wie Erfolg, Freude, Durchsetzung, Bewegung, Klarheit, Genuss, Lernen, Gerechtigkeit, Freiheit. ... Wir könnten unseren Teilen auch solche Namen geben.«[31]

Die Namensgebung für innere Teile/Teammitglieder hat Vorteile. So sind sie präsent und wir können mit ihnen reden oder anderen davon erzählen:

- »Da spricht mein Kritiker.«
- »Dies ist mein Kind, das etwas braucht!«
- »Da meldet sich wieder mein Zyniker.«
- »Jetzt fühlt sich aber mein Pubertäts-Ich angesprochen.«

---

[31] Isert, B. & Rentel, K. (2000). Die Wurzeln der Zukunft: Lebensweg-Arbeit, Aufstellungen und systemische Veränderungen. Paderborn: Junfermann, S. 302

Wie vielfältig unsere innere Welt sein kann, will ich gern an mir selbst demonstrieren. Hier ist eine kleine Auswahl meiner Teammitglieder:

- **Der Angeber:** Er erzählt gern und ausführlich von seinen Qualitäten. Bekommt er nicht ausreichend Ruhm, wird er schnell mäkelig.
- **Die Hauspsychologin:** Sie kommt immer dann zu Wort, wenn es etwas Wichtiges im zwischenmenschlichen Bereich zu klären gibt.
- **Die Predigerin:** Sie kommt besonders am Wochenende, oft wirklich am Sonntag, zum Einsatz, wenn es darum geht, besonders wichtige Erkenntnisse, gerade auch zur eigenen Tochter und deren Lebensweg, zu verkünden. Sie kann aber auch Trauerreden für verstorbene Haustiere halten oder freundlich-gefasst schwere Nachrichten übermitteln.
- **Das kleine Mädchen**: Sie genießt Spaß und Unbeschwertheit, braucht aber manchmal auch Trost.
- **Junker Tom:** Er ist der Belastbare, der schwere Aufgaben stemmen kann. Er übernimmt beim Wandern die Routenplanung; er erledigt auch unangenehme Aufgaben, wie Wasserkisten schleppen, Müll entsorgen, Auto ein- und ausräumen. Bekommt er nicht ausreichend Anerkennung oder Dankbarkeit, ist er allerdings schnell verschnupft.
- **Die Pflegekraft:** Sie weiß fast immer pflegerischen Rat, kann Zecken entfernen, eine Reiseapotheke zusammenstellen, aber auch trösten. Sie sorgt sich um andere, schmiert Brote, bringt Wärmflaschen, hat Verständnis für die Nöte und Anliegen anderer. Auf der Stirn meiner Teamplayerin Pflegekraft steht »Helfersyndrom«.
- **Die Kämpferin:** Sie ficht in Diskussionen für mehr Gerechtigkeit, liefert aber auch mal ein moralisches Pamphlet ab, zum Beispiel zum richtigen Umgang mit alten Menschen. Soziale Projekte sind für sie eine Herzenssache. Im Ehrenamt geht sie auf. Letztendlich macht sie all das, um »bloß nicht schwach zu sein«, Macht zu haben, mitbestimmen zu können – dem Helfersyndrom sei Dank.

Für unser Zusammenleben, für die Pflege von Menschen mit Pflegebedarf, aber auch für uns selbst, ist es hilfreich, die Aspekte unserer eigenen Persönlichkeit einzeln zu betrachten. Dadurch werden sie anschaulicher, greifbarer und einfacher im Umgang, als wenn wir über sie als Gefühle oder Charaktereigenschaften sprechen. Ein Teil ist immer mehr als ein Gefühl oder eine Eigenschaft. »Es ist ein komplexer Zustand, bestehend aus Gefühlen, Sichtweisen, Gedanken, Erinnerungen, Körperempfindungen und Impulsen.

Und jeder Teil kann als bestimmend für die eigene Person erlebt werden, mit seinen jeweiligen individuellen Empfindungen und Reaktionen.«[32]

Wir können allerdings kaum erwarten, dass wir die Teile unserer Persönlichkeit verändern, selbst wenn sie uns behindern. Aber die Erkenntnis, dass wir in uns viele unterschiedliche Teile haben, ist dennoch hilfreich.

Zustände, innere Stimmen oder Impulse werden durch Teile unserer Persönlichkeit ausgelöst. Wir können davon ausgehen, dass erfahrene, kooperative Teile, denen mehr Ressourcen zur Verfügung stehen, ihre besondere Funktion und Aufgabe erfüllen können. Andere Teile sind unbeholfen, müssen noch viel lernen oder sind verletzt. Dies ist beim Helfersyndrom der Fall. Die verletzten Anteile schieben sich immer wieder in den Vordergrund, wollen beachtet werden. Allerdings geschieht das im Kontext des Helfersyndroms unbewusst. Wir denken, wir hätten alles im Griff, der Patient/Bewohner braucht uns, also helfen wir ihm, statt uns um unsere eigenen bedürftigen Teile zu kümmern. Vielleicht fehlen uns Anerkennung, Lebenserfahrung oder Zuwendung.

Wieder andere Teile sind unreif und/oder destruktiv. Manche Teile sind in der Jugend aktiver, andere erst später in der Zeit des Erwachsenenseins. Manche Teile haben ihre Entwicklung in Anlehnung an Rollenmodelle (Vorbilder und prägende Menschen aus unserer Ursprungsfamilie) vollzogen.

4.4.2 Ihr Team braucht Sie

Ihre inneren Teile brauchen einen Mentor, eine Führungskraft. Sie brauchen jemanden, der liebevoll Regie führt, der ein Mandat übernimmt. »Wenn es Schwierigkeiten gibt im Umgang mit sich oder anderen, wenn die eigenen Ziele nicht erreicht werden oder wenn man an wiederkehrenden automatischen Reaktionen etwas ändern will, dann muss man sich wie eine Führungskraft um das eigene Team kümmern.«[33]

---

[32] Dietz a. a. O., S. 68
[33] Dietz, a. a. O., S. 106

Das Management Ihres inneren Teams kann gelingen, wenn

- Sie das Teile-Modell oder ein inneres Team akzeptieren;
- Sie die Teamplayer kennen. Es hilft, ihnen einen Namen zu geben, ihre spezifische Rolle und Qualität zu kennen bzw. zu beschreiben. Der Name/die Beschreibung hilft Ihnen im Kontakt mit dem jeweiligen Teil. Sie können es intensiver spüren und damit auch leichter führen;
- Sie die neugierige, liebevolle innere Haltung haben, dass alle Teile berechtigt sind.

Wird ein Teil gut behandelt, liegt das an der guten Kommunikation und an den Ressourcen der anderen Teile. Kriselt es dagegen in Ihrem Team-Management, müssen Sie sich auf die Suche nach einem höheren Teil begeben, vielleicht auf der Ebene der Spiritualität. Dieses Teil kann dann als Mentor oder Führungskraft dienen.

In Ihrem inneren Team können Sie niemanden entlassen, auch einen schwachen Manager nicht. Also müssen Sie sich mit allen arrangieren. Dazu gehört zuallererst, den Bedarf zu kennen. Nehmen wir mal an, dass Sie ein Verhalten verändern möchten, vielleicht eines von diesen dreien:

1. kühl-distanzierend
2. kontrollierend
3. dominierend

Für jedes Verhalten gibt es einen Grund, ein tieferes Bedürfnis und eine tiefere Erfahrung dahinter.

1. kühl-distanzierend: Eine tiefe Unsicherheit, eine Sorge, abgelehnt zu werden, eine Gehemmtheit, eine Angst vor Ablehnung. So gehen manche Pflegekräfte nicht unbedingt eine herzliche Beziehung zu ihren Klienten ein. Sie agieren eher auf der verbalen Ebene, wenn es um den Ausdruck von Gefühlen geht. Symptomatisch für diese Menschen ist die Frage: »Na, wie geht es uns denn heute?« Diese Menschen schützen sich mit Kühle und Distanz vor ihrer Emotionalität. Sie werden unnahbar.
2. kontrollierend: Selbstschutz, aus der Angst vor Schmerzen. »Unter dieser Angst liegt die Befürchtung, dass die Dinge sich nach Aufgabe der Kontrolle so großartig entwickeln könnten, dass wir nicht mehr in der Lage wären, ihnen standzuhalten. Alles wäre dann so gut, dass geradezu eine »Kernschmelze« unvermeidlich wäre, dass wir dabei völlig die Richtung

verlören.«[34] Pflegekräfte, die zu kontrollierendem Verhalten neigen, kennen wir alle. Durch die Kontrolle können sie Macht ausüben: »Hatten Sie heute schon Verdauung?«– »Wie viel haben Sie getrunken?« sind typische Fragen, mit denen sich Verhalten und Ereignisse im Leben anderer Menschen kontrollieren lassen. Diese Menschen haben das Bedürfnis, den Überblick über mögliche und potenzielle Gefahren zu haben. Sie erfahren zudem Macht und stärken sie, indem sie die Fragen stellen.

3. dominierend: Auch dahinter steckt Angst. Wer jemanden oder etwas dominieren will, hat Angst bzw. ist verängstigt. Das dominierende Verhalten bei Pflegekräften zeigt sich, indem gern über andere bestimmt wird. »Wenn Sie nicht genügend trinken, sage ich dem Arzt Bescheid – und dann bekommen Sie eine Magensonde!« – »Ich gebe Ihnen das Schmerzmedikament erst, wenn die Schmerzen unerträglich sind.« Diesen Menschen sitzt die Angst im Nacken, etwas falsch zu machen, etwas nicht zu tun. Bewohner sind »willige Opfer«, denn sie sind meist schwächer als die Pflegekraft.

Wenn verletzte Teile wahrgenommen werden, können sie heilen. Wenn verletzte Teile ignoriert oder kontinuierlich ausgeblendet werden, erhöht sich der emotionale Druck. »Gefühle, die ausgedrückt und dann von einem vertrauten Zuhörer bestätigt und validiert wurden, werden schwächer; ignorierte oder geleugnete Gefühle stärker. Aus einer nicht beachteten Katze wird ein Tiger (C.G. Jung).«[35]

Unbeachtete Teile melden sich im Alltag oft genug. Wenn ein verletzter Teil um Aufmerksamkeit bittet, spüren wir das: Wir fühlen uns gekränkt, verletzt, verärgert, im Stich gelassen, ausgenutzt, bedroht, ausgebeutet oder gequält. Häufig genug machen wir jemand anderen oder eine bestimmte Situation dafür verantwortlich. Dabei sollte unser erster Weg nach innen führen: Wer ruft? Was will dieser Teil? Was gilt es zu versöhnen, anzunehmen und zu heilen?

Wir können davon ausgehen, dass unsere Teamplayer für uns sorgen wollen, also gut für uns sind. Dieses Wissen hilft, wenn es darum geht, mit ver-

---

34 Spezzano, C. (2005). Wenn es verletzt, ist es keine Liebe: Die Gesetzmäßigkeiten erfüllter Partnerschaft. München: Goldmann, S. 22

35 Zit. n. Messer, B. (2009). Pflegeplanung für Menschen mit Demenz. Hannover: Schlütersche, S. 18

letzten Teilen zu sprechen. Es kann ja durchaus sein, dass es Ihr Beschützer ist, der Sie vor Verletzungen, vor zu viel Nähe, vor unsicheren Situationen schützen will. Im Alltag reagiert Ihr Beschützer vielleicht manchmal über und legt etwas viel Energie an den Tag, wenn es darum geht, Menschen in kritischen Situationen auf Distanz zu halten. Die gute Absicht des Beschützers kann es aber sein, dass eine alte Verletzung erst heilen muss, bevor Sie sich wieder sicher fühlen, oder dass andere Teile sich aussöhnen müssen. Die zentrale Frage ist dabei, was genau in Ihrer Persönlichkeit beschützt werden soll. Verletzte Teile brauchen Ihre Aufmerksamkeit, Ihr Verständnis und die Gewissheit, dass sie »dran« sind.

4.4.3 Ihr inneres Team und das Helfersyndrom

Bei einem Helfersyndrom sind die Beschützer außer Kraft gesetzt. Sie werden ignoriert und stattdessen müssen die Verletzten der Umwelt herhalten, die Patienten, Bewohner oder Kollegen. Ob sie wollen oder nicht.

Wenn Sie wahrnehmen, dass ein Teil die Führung übernehmen will, sollten Sie kurz innehalten und einen inneren Dialog beginnen. So können Sie bewusster gegensteuern. Damit bekommt der Teil nicht die Oberhand, sondern konferiert mit den anderen Teilen. Sie können sich sagen: »Das, was ich gerade fühle, ist nur das Gefühl, die Ideenwelt und die Impulse eines Teils von mir.«

Hilfreiche Fragen sind:
- Was lässt dich, Teil XY, gerade so stark sein?
- Warum bist du jetzt da?
- Was befürchtest du, würde passieren, wenn du nicht da wärst?
- Was wünschst du dir für mich?

Die jeweiligen Teile besitzen alle notwendigen Informationen. Sie können auch auf Fragen antworten! Im nächsten Schritt können Sie dann in konkreten Situationen spüren, was dieser Teil tatsächlich braucht. Diese Unterbrechung des Automatismus, dieses Innehalten, führt dazu, dass Sie sich besser selber führen:

- Sie nutzen die Kenntnis Ihrer verschiedenen Persönlichkeitsanteile und verbinden sie mit achtsamer Selbstwahrnehmung.
- Sie erkennen problematische Wechselwirkungen.
- Sie erleben, dass Sie sich mit dem Geschehen nicht unbedingt so stark identifizieren müssen, wie Sie dachten.

Ihr Selbstgespräch ist eine Art Teamsitzung. Es gibt einen Moderator, der alle zu Wort kommen lässt. Solche Selbstgespräche oder Reflexionszeiten können Sie im Anschluss an herausfordernde Situationen veranstalten, um eine Situation im Nachhinein zu klären und sich auf ähnliche Erlebnisse vorzubereiten.

4.5 Die glückliche Kindheit – Wie Sie alte, schmerzhafte Erinnerungen verändern

»Fast alle Menschen tragen einen schweren Rucksack auf ihrem Rücken, auf dem steht: »Meine Vergangenheit«. Und weil in diesem Rucksack sehr viel Unfriedliches enthalten ist, wiegt er sehr schwer. Es ist nicht die Vergangenheit an sich, die ihn schwer macht. Es ist unser Unfriede mit ihr und mit uns selbst. All die Vorwürfe und Verurteilungen, die wir uns selbst und vor allem unseren Eltern gegenüber gemacht haben, liegen wie schwere Wackersteine in diesem Rucksack auf unserem Rücken. Niemand zwingt uns, diesen Rucksack zu schleppen, aber dennoch tun wir es, weil wir glauben, Vergangenheit sei nicht veränderbar. Für die Fakten, das konkrete Geschehen in Kindheit, Jugend und den Jahren unserer ersten Beziehungen stimmt das auch. Aber es stimmt nicht für das, was wir bis heute über das Erlebte denken und fühlen. Solange wir mit unserer Vergangenheit im Elternhaus oder auch in unserer ersten Ehe nicht im Frieden sind, machen wir uns damit auch heute noch das Leben schwer.«[36]

Das abgelehnte Kind – davon sprach Schmidbauer und meinte eine Ursache für das Helfersyndrom. Lässt sich eine unglückliche Kindheit wirklich aushebeln? Können wir schmerzhafte Erinnerungen im Nachhinein verwandeln?

---

36 Beetz a. a. O., S. 57

Die Wissenschaft sagt ja, denn wir alle sind Konstruktivisten. Wenn wir uns an Situationen aus unserer Kindheit und Jugend erinnern, insbesondere an die, die uns nachhaltig prägten, oder die uns schmerzhaft in Erinnerung sind, dann ändern sich diese Situationen bei jeder Rückschau. Unsere Erinnerungen sind kein einmal feststehendes Konstrukt. Jedes erneute Erinnern, so haben es Forscher nachgewiesen, verändert die Erinnerungen. Insofern ist es nie zu spät für eine glückliche Kindheit.

Erinnerungen sind fast immer sinnesspezifisch sehr ausgeprägt und detailliert abrufbar, dennoch ist die Rückschau immer auch von unserer aktuellen Emotionalität und Befindlichkeit abhängig. Wir bestimmen die Rückschau und ihre Wertung in jedem Moment neu. Unser Rückblick und unsere Interpretation der Situation können, dürfen und sollen sich verändern. Sonst bleibt sie, wie sie ist: »Denn deine Vergangenheit ist in dir gespeichert, und zwar so, wie du sie damals erlebt hast. Sie steckt nicht in deinem Fotoalbum, sondern in deinen Zeilen. Und wer (noch) nicht bereit ist, sich um die Veränderung dieser Vergangenheit in ihm zu kümmern, der wiederholt jene leid- und schmerzvollen Erfahrungen immer wieder und wundert sich darüber, falls er es überhaupt merkt.

Schau dir besonders deine Kindheitserfahrungen mit Mutter, Vater und Geschwistern genau an. … Jede Zurückweisung, jedes Verlassenwerden und Alleinsein, jeder Moment der Enttäuschung, als du nicht geliebt, sondern kritisiert oder gar geschlagen wurdest, ist mit all deinen Gefühlen und deinen Gedanken wie auf einer großen Festplatte gespeichert und abrufbar. Da die ersten Jahre und Jahrzehnte aber sehr schmerzhaft für uns gewesen sind – ich behaupte, die Kindheit ist die schwerste Zeit im Leben eines jeden Menschen – , wollen wir nicht daran erinnert werden, denn wir wollen diesen Schmerz nicht noch einmal erleben. Wir sind Weltmeister im Verdrängen. Doch Verdrängen schützt nicht vor neuem Leid, im Gegenteil.«[37]

Wenn wir aber nicht mehr verdrängen, sondern uns aktiv der Erinnerungsarbeit zuwenden, knacken wir alte Tresore und lassen anschließend die Türen offenstehen – es gibt nichts mehr, was verborgen bleiben muss.

---

37 Beetz, R. (2011). Willst du normal oder glücklich? München: Heyne, S. 56 f.

4.5.1 Übung

Wie ändern Sie eine alte schmerzhafte Erinnerung, die uns im jetzigen Alltag belastet? Indem Sie sich erinnern.

Sie können dies in einem Zimmer tun, am besten mit freiem Platz vor sich auf dem Fußboden. Schreiben Sie die Namen der beteiligten Personen (auch Ihren!) auf Zettel und legen Sie diese auf den Boden. Und zwar so, wie die Personen in der damaligen Situation zueinander standen. Ein Platz bleibt leer. Es ist der neutrale Fleck, auf den Sie sich immer wieder stellen können, um auf die Situation zu blicken oder um Kraft zu schöpfen.

Im ersten Schritt begeben Sie sich auf den Zettel, der für Sie selber dort liegt. Schließen Sie die Augen und erinnern Sie sich sehr konkret. Gehen Sie dann auf den neutralen Kraftplatz. Atmen Sie ein paarmal ein und aus.

Im zweiten Schritt gehen Sie auf den Platz einer der anderen beteiligten Personen und fühlen sich in deren Situation hinein. Wie war es für diesen Menschen? Wenn es noch mehr Beteiligte gibt, machen Sie diese Schritte auch für diese Personen.

Das war die erste Runde.

Im zweiten Durchgang stellen Sie sich noch einmal auf den Platz der Person, die Sie als den größten Widersacher empfunden haben und beantworten die Frage: »Was war die gute Absicht dieses Menschen?« Und danach: »Welche Ressourcen hätte diese Person gebraucht, um sich anders zu verhalten?«

Wenn Sie wissen, welche Ressourcen nötig gewesen wären, statten Sie diese Person nun mit diesen Ressourcen aus. Sie werden erleben, dass sich die Situation nun ganz anders gestaltet. Damit verändert sich auch Ihr Platz bzw. das Erleben dieses Platzes.

Der Kern dieser Übung ist es, die Menschen in ein neues Licht zu stellen. Und zwar in das Licht, dass sie mit einer guten Absicht unterwegs waren, aber nicht anders handeln konnten, als sie es taten. Damit leiten Sie einen Prozess des Verzeihens ein.

Es hilft sehr, Frieden zu schließen mit der Vergangenheit. Viele von uns sind in ihrer Kindheit geschlagen, missbraucht, verlassen und auf vielfältige Art gedemütigt worden – aber hilft es uns wirklich weiter, diesen Schmerz aufrechtzuerhalten, ihn wieder und wieder zu erleben? Unterstellen Sie dagegen allen, mit denen Sie als Kind zu tun hatten, eine gute Absicht oder bringen ihnen das Verständnis entgegen, dass »sie nicht anders konnten«, stellt sich Frieden und innere Ruhe ein. Denn in diesem Moment werden Sie selber aktiv: für sich, für Ihr Leben, für Ihre Identität, Werte, Glaubenssätze und Verhalten. Sie dürfen Ihr eigenes Leben gestalten.

Der Satz »Es ist nie zu spät für eine glückliche Kindheit« ist für manch verbittertes Gemüt und kühlen Kopf kaum erfahrbar, aber das Herz kann ihn verstehen. »Denn auch die glücklichste und schmerzhafteste Kindheit, die in uns gespeichert ist, kann durch Erkenntnis, Verstehen und Vergeben in Frieden und Freude verwandelt werden.«[38]

4.6 Wie Sie Kränkungen lockerer begegnen

Kränkungen gehören zum Leben. Sie berühren unser Selbstwertgefühl. Insbesondere dann, wenn unser Selbstwertgefühl geschwächt ist, fühlen wir uns noch weniger respektiert, noch weniger wertgeschätzt, noch weniger angenommen und verstanden. Kränkungen können in uns Zweifel auslösen, bis hin zur Verunsicherung. Menschen, die im Alltag den Stempel »empfindlich« oder »übersensibel« haben, verfügen gemeinhin über ein geringes Selbstwertgefühl.

Kränkungen sind eine individuelle Reaktion auf ein Ereignis, das uns seelisch verletzt. Auslöser dafür sind in der Regel unterschiedliche Formen von Zurückweisung, Ablehnung oder Ignoranz, die wir als persönliche Abwertung erleben. Wir fühlen uns ohnmächtig, traurig oder enttäuscht. Unsere Reaktionen sind vielfältig: Rückzug, Trauer, Wut, Aggression oder Angst. Diese Reaktionen sind ein Schutz, doch sie führen dazu, dass wir Beziehungen abbrechen oder uns rächen wollen.

[38] Beetz a. a. O., S. 60

Beim Helfersyndrom ist das innere Selbstbild besonders schnell irritiert und die Sehnsucht nach Liebe und Anerkennung groß. Kränkungen können uns ins Wanken bringen. Was können wir also tun? Wie können wir uns so stärken, dass unser Selbstwert steigt und wir die Kraft hinter einer Kränkung erkennen?

4.6.1 Übung

Die Menschen, die Sie als Pflegekraft eventuell kränken, sind zumeist Patienten oder Bewohner. Diese handeln sehr unmittelbar aus ihrer ganz persönlichen Lebenssituation heraus. Kaum einer von ihnen hat eine böse Absicht und ist wirklich gegen Sie. Letztlich geht es nicht um Sie persönlich. Wenn Sie eine Kränkung erleben, können Sie Folgendes tun:

- Gestehen Sie sich die Kränkung ein. Nehmen Sie wahr, dass Sie sich durch das Verhalten Ihres Gegenübers gekränkt fühlen. Gestatten Sie sich die Gefühle von Ablehnung und Zurückweisung. So kommen Sie in Kontakt mit sich selbst.
- Schaffen Sie eine kleine Distanz. Treten Sie gedanklich etwas zur Seite und betrachten Sie den Konflikt oder die Situation von außen. Durch diese mentale Entfernung können Sie Ihre Emotionen erst einmal in Ruhe sortieren.
- Spüren Sie Ihren Körper. Atmen Sie bewusst, achten Sie auf einen festen Stand, bewegen Sie sich, um Spannungen abzubauen.
- Zeigen Sie sich genauso wie Sie sind. Sie dürfen Ihre Gefühle zeigen.
- Nehmen Sie nicht alles persönlich. Meist hat es der andere gar nicht so gemeint, wie Sie es interpretiert haben.
- Übernehmen Sie Verantwortung für sich, Ihre Gefühle, Gedanken, Glaubenssätze und Handeln. Haben Sie vielleicht auch einen Anteil an dieser Kränkung? Vielleicht müssen Sie Ihr Verhalten überdenken. Nehmen Sie sich dafür einen Moment Zeit.
- Überlegen Sie: Was ist genau passiert? Sind Sie aus Eitelkeit gekränkt oder trifft es tiefer? Was überwiegt? Die Verletzung, die Beziehung oder die Sympathie für den anderen? Nehmen Sie sich selbst vielleicht zu wichtig? Gibt es viele Möglichkeiten, betrachten Sie die Situation ergebnisoffen.
- Vermeiden Sie destruktives, verletzendes Verhalten wie Abwertungen, Verurteilungen, Angriffe, Erniedrigungen, Unterstellungen oder Gewalt.

Überlegen Sie stattdessen, wie Sie mit diesen Menschen wieder in Kontakt kommen. Vorausgesetzt, Sie möchten das.

- Finden Sie das eigentliche Thema der Kränkung. Je mehr Sie über Ihre wunden Punkte wissen, umso gelassener können Sie reagieren.
- Wechseln Sie die Perspektive. Betrachten Sie die Situation aus verschiedenen Blickwinkeln.
- Bleiben Sie locker. Benutzen Sie Ihren Humor. Lachen Sie über sich, das bringt Leichtigkeit und Versöhnung, für Sie und andere.
- Versöhnen Sie sich. Es ist ein viel schöneres Gefühl, versöhnt und verbunden mit anderen Menschen durch das Leben zu gehen, als Ihnen zu grollen. Auch hier hilft, wenn es Ihnen allein nicht gelingt, professionelle Begleitung.
- Wie so oft, kann ein ernsthaftes Coaching oder therapeutische Hilfe hier von Vorteil sein. Wenn Sie merken, dass Sie mit Ihrem Kränkungsthema oder Ihrem wunden Punkt nicht weiterkommen, dann holen Sie sich bitte Hilfe.

4.7 Spielen Sie das Worst Case-Szenario durch

Der Worst Case (schlimmster anzunehmender Fall) erscheint uns immer sehr dramatisch. Das ist wohl auch der Grund, warum wir uns damit lieber nicht beschäftigen bzw. die Auseinandersetzung und die Vorstellung davon weitgehend aus unserem Alltagsbewusstsein verdrängen. Natürlich fühlt es sich schrecklich an, sich mit dem dramatischen Ausgang einer Situation auseinanderzusetzen.

Die meisten Menschen lieben konfliktfreie Zeiten und Situationen. Und sicher werden Sie auch schon festgestellt haben, dass der Großteil Ihrer Kolleginnen über den Antreiber »Mach es allen recht« verfügt. Sie scheuen Konflikte und möchten, dass es friedlich und ruhig ist. Sie möchten, das »alles gut« ist. Verständlich.

Schauen wir aber auf die Patienten oder Bewohner, dann präsentieren diese Menschen in ihrer zumeist unfreiwillig gewählten Lebenssituation eine ganze Bandbreite an potenziellen Worst Case-Szenarien.

Die Pflege, mit all ihren Interventionen und Maßnahmen, zielt darauf ab, potenzielle Risiken unverzüglich einzuschätzen, um größtmögliche Sicherheit zu bieten. Ein Großteil der Pflegemaßnahmen entstammt dem Bereich der Prophylaxe. Die anderen ranken sich routiniert um die klassischen Situationen in der Pflege: Notfall, akute Erkrankung, lebensbedrohliche Situationen, Sterbebegleitung etc. Auch das sind sicherlich Worst Case-Szenarien.

Doch das wahre Worst Case-Szenario einer Pflegekraft mit Helfersyndrom ist eines der folgenden:

- Der Patient/Bewohner lehnt meine angebotene Pflegeleistung ab.
- Meine Hilfe verschlechtert die Situation des Patienten/Bewohners.
- Ich kann dem Patienten/Bewohner nicht helfen.

4.7.1 Übung

Der Worst Case hat einen Namen: »Hilfe, ich werde nicht gebraucht!« Was können wir jetzt tun? Es geht doch schließlich um mehr als unsere Gefühle oder inneren Teammitglieder. Spielen wir ein paar Worst Cases durch:

Ein Patient/Bewohner

- lehnt die Körperpflege ab. Mögliche Folgen: Verwahrlosung, Konflikte mit den Angehörigen, Ärger mit den Kollegen, körperliche Schäden wie Hautirritationen, Ablehnung durch andere;
- lehnt Essen und/oder Trinken ab. Mögliche Folgen: unkontrollierte Gewichtsabnahme, schlimmstenfalls droht der Tod;
- lehnt einen Kleidungswechsel ab. Mögliche Folgen: soziale Ausgrenzung, Konflikte mit Angehörigen, Ärger mit den Kollegen, Zurechtweisung durch die Vorgesetzten;
- lehnt das Wechseln von verschmutzten Inkontinenzeinlagen ab. Mögliche Folgen: starke Hautirritationen, Geruchsbelästigung, Überforderung der Angehörigen, etc.

Nun kann neben einem vernünftigen Pflegeprozess die Reflexion und Betrachtung dieser konkreten Situation helfen. Zum einen für den Patienten/Bewohner, zum anderen aber auch für Sie, denn tatsächlich geht die Welt nicht unter, wenn Sie hier nicht Ihren Willen durchsetzen.

1. **Halten Sie nüchtern fest, was gerade passiert.** Was genau lehnt der Patient/Bewohner ab? Halten Sie es in Stichworten fest; beschreiben Sie konkret, was passiert. Nennen Sie auch die Häufigkeit dieses Verhaltens, um eine Regelmäßigkeit oder Ausnahmesituationen zu erfassen.
2. **Verschaffen Sie sich einen Überblick.** Kommt das regelmäßig vor? Ist dieses Verhalten schon in der Pflegeplanung erwähnt? Wissen Ihre Kolleginnen davon? Gibt es bereits Maßnahmen, die durchgeführt werden sollen?
3. **Sprechen Sie mit Ihren Kollegen darüber.** Und achten Sie auf Ihre Worte: Vielleicht übertreiben Sie oder haben nicht die ganze Situation im Blick? Wenn eine Kollegin nun die Ihrer Meinung nach notwendige Pflegeleistung anbietet und damit sogar erfolgreich ist, lassen Sie sie ruhig gewähren. Es geht hier um den Patienten/Bewohner, nicht um Sie selbst.
4. **Stellen Sie sich vor, was als Schlimmstes passieren könnte.** Malen Sie sich das bitte in den schillerndsten Farben aus. Wird der Patient/Bewohner versterben, weil er jetzt – in diesem Augenblick – ein Getränk ablehnt? Wird er wegen eines Flecks auf seiner Kleidung sozial geächtet werden und muss sofort aus dem Heim ausziehen?
5. **Bedenken Sie die Folgen für den Patienten/Bewohner.** Er könnte erleichtert sein, weil ihm nichts Unangenehmes passiert. Vielleicht genießt er auch das Gefühl, sich durchgesetzt zu haben. Evtl. aber verspürt er Angst, weil ihm normalerweise in solchen Situationen gedroht wird oder aber er fürchtet, dass ein Arzt kommt, eine Klinikeinweisung droht oder körperliche/seelische Einschränkungen.
6. **Bedenken Sie das Verhalten der Angehörigen.** Evtl. fürchten Sie sich vor einer (weiteren) Auseinandersetzung, weil die Beziehung ohnehin schon belastet ist.
7. **Denken Sie an die Folgen für sich selbst.** Evtl. befürchten Sie die Ablehnung Ihrer Kollegen. Sie empfinden Schuld, Scham oder haben Versagensängste. Vielleicht verspüren Sie auch Trauer darüber, dass Sie die so dringend ersehnte Dankbarkeit nicht erhalten und dass Ihre Rolle überhaupt nicht geschätzt wird.

Tatsächlich geht die Welt nicht sofort unter und Sie verlieren auch nicht sofort Job, Geld, Haus und Hof. Stattdessen schulen Sie Ihre persönliche Verantwortung, ergreifen nicht sofort Maßnahmen und drängen sie jemandem auf. Sie haben die Verantwortung für Ihre Gefühle. Der Patient/Bewohner hat letztlich die Verantwortung für sich selbst.

4.8 Nutzen Sie die Kraft der guten Absicht

Die Suche nach der guten Absicht hinter einer scheinbar negativen Emotion stellt für die meisten Menschen etwas sehr Ungewöhnliches dar. Sofern Sie diese Methode nicht kennen, werden Sie sicher auch erstaunt sein, wie überraschend das Ergebnis sein kann.

Viele Menschen setzen Angst und andere Emotionen, wie Trauer oder Wut, mit etwas Negativem gleich. Wer von seiner Angst spricht, wird schnell als Angsthase diskreditiert; wer weint, gilt als Heulsuse. Doch solche Emotionen schützen oft vor Gefahren. Sie haben eine Warnfunktion.

Tabelle 4: Emotionen und die gute Absicht dahinter

Emotion/Erlebnis	Gute Absicht
Eine ältere Frau geht vor lauter Angst nicht über die Straße. Sie hat Angst vor den Autos, die sie nicht einschätzen kann.	Diese Angst schützt vor Gefahren, denn die ältere Dame ist nicht mehr schnell genug, um einfach so eine Straße zu überqueren.
Tiefe Trauer einer Bewohnerin. Sie selber kann gar nicht klar sagen, warum sie traurig ist. Sie weint viele Stunden. Auf Nachfragen gibt sie keine Erklärung. Auch beim Trösten hört sie nicht auf zu weinen.	Sie hat viel zu betrauern. Vieles davon kann sie gar nicht erklären – warum auch? Sie verschafft sich Entspannung, indem sie weint. Letztendlich ist das Weinen, gerade wenn jemand dabei ist, ein Vertrauensbeweis an das Gegenüber: »Schau, deine Gegenwart tut mir so gut, dass ich wage, zu weinen«.
Eine Kollegin ist wütend. Das zeigt sie auch. Alle wissen Bescheid, dass sie sauer ist. Für die Kollegen ist das schwer auszuhalten, weil sie lieber möchten, dass alles gut läuft, dass die Stimmung gut ist.	Die gute Absicht: Die Kollegin hört auf, einfach alles »runterzuschlucken«. Sie will vielleicht nicht mehr zu weiteren Wochenenddiensten eingeteilt werden, nur weil sie kinderlos ist. Sie hat die Nase voll und signalisiert das auf diese Weise. Dadurch sorgt sie für eine notwendige Abgrenzung bzw. Schutz vor Überlastung.

4.9 Stärken Sie Ihr Selbstbild

Vielleicht haben Sie inzwischen die ein oder andere Strategie für sich entdeckt. Vielleicht lesen Sie lieber zunächst das ganze Buch durch, ehe Sie mit der Feinarbeit beginnen. Doch eines sollte Ihnen jetzt bewusst sein: Sie waren bislang abhängig von der Meinung anderer über sich. Im Grunde genommen war Ihr Selbstbild bis jetzt ein Fremdbild. Eine weitere Strategie gegen das Helfersyndrom lautet: Durchbrechen Sie diesen Teufelskreis. Sie sind es (sich) wert!

Ein positives Selbstbild, der Glaube an sich selbst, ist die Voraussetzung, um stärker, fähiger und erfolgreicher zu werden. Ein positives Selbstbild legt die vorhandenen Talente und Fähigkeiten frei, es erlaubt Ihnen, diese zu nutzen.

Nehmen Sie sich Zeit, um
- sich selber zu akzeptieren und zu entwickeln;
- ein (neues) Hobby zu entdecken;
- auf die positiven Dinge im Alltag zu achten;
- glücksstiftende Momente zu schaffen.

Ein positives Selbstbild macht Sie unempfindlicher gegen den stürmischen Wind im Alltag. Sie bekommen mehr Gelassenheit, wenn es neben dem Beruf noch anderes gibt, das Sie einfach tun, weil sie es wollen.

4.9.1 Übung

Probieren Sie doch mal aus, Ihr Selbstbewusstsein stärker werden zu lassen. Wagen Sie diese Schritte – vielleicht nur einen davon:
- Nehmen Sie Ihre Bedürfnisse wahr.
- Stellen Sie Forderungen – Sie haben das Recht dazu.
- Sagen Sie Nein, wenn Sie etwas nicht möchten.
- Begegnen Sie Kritik mit der Innehalten-Übung.
- Stehen Sie zu Ihren Fehlern.
- Knüpfen Sie Kontakte – lassen Sie Ihr soziales Netzwerk wachsen.
- Suchen Sie das Gespräch mit anderen.

4.10 Übernehmen Sie die Initiative

»Sei du selbst die Veränderung, die du dir wünscht für diese Welt«, soll Mahatma Gandhi gesagt haben. Zweifellos hat Gandhi die Welt fundamental verändert. Er, geboren in die Oberschicht seines Landes, trat für die Menschenrechte der Unberührbaren und der Frauen ein. Er, ein gläubiger Hindu, setzte sich für die Versöhnung zwischen Hindus und Moslems ein. Er, ein studierter Rechtsanwalt, machte sich stark für die Bauern seines Landes. Und tatsächlich gelang Gandhi vieles von dem, was er forderte. Selbst lebte er bescheiden, gewaltlos und pazifistisch. Er hat vielleicht nicht die ganze Welt verändert, aber er hat sich – von einem Sohn aus reichem Hause – zu einem friedliebenden Revolutionär gewandelt. Mehr Veränderung geht wohl kaum.

Aber jeder von uns ist für sein Leben verantwortlich, für seine berufliche Zufriedenheit, für seine Lebensqualität und letztlich für sein Lebensglück.

4.10.1 Ihre Haltung entscheidet

Wer von uns hätte nicht schon einmal gedacht, dass er gern etwas ändern würde, aber leider wären die Umstände, die Zeiten etc. dagegen. Es könnte sein, dass Sie Ihre eigene Haltung noch nicht gefunden haben. Vielleicht beschleicht Sie oft das Gefühl, dass Sie nur noch reagieren. Ihre Chefin will etwas – Sie handeln (obwohl Sie eigentlich nach Hause wollen). Ihre Kollegen möchten, dass Sie etwas tun – Sie erledigen das (obwohl Sie das ungute Gefühl beschleicht, dass Sie diese Aufgabe eigentlich nicht mehr machen möchten).

Wir haben bislang von Antreibern gesprochen, von wunden Punkten und Auslösern. Immer mussten wir dabei erkennen, dass wir wie fremdgesteuert handeln. Aber muss das wirklich sein? Müssen wir auf jeden Reiz, der uns erreicht, sofort reagieren und augenblicklich handeln?

Nein. Das müssen wir nicht. Zwischen Reiz und Reaktion ist eine Lücke, ein Entscheidungsspielraum. In diesem Raum können wir handeln: selbstbestimmt, mit mehreren Alternativen, mit völlig neuen Verhaltensweisen.

Stephen R. Covey nennt dieses Verhalten »pro-aktiv«. »Es heißt, dass wir als Menschen selbst für unser Leben verantwortlich sind. Unser Verhalten ist eine Funktion unserer Entscheidungen, nicht der gegebenen Bedingungen. Wir können unsere Gefühle Werten unterordnen. Wir haben die Initiative und die Verantwortlichkeit, Dinge zu gestalten. Die Fähigkeit, einen Impuls einem Wert unterzuordnen, ist die Essenz eines pro-aktiven Menschen. Reaktive Leute werden von Gefühlen, den Umständen, den Bedingungen oder von ihrer Umwelt getrieben. Pro-aktive Menschen erhalten den Antrieb aus ihren Werten – sorgfältig überdachten, ausgewählten und internalisierten Werten. Natürlich werden auch pro-aktive Menschen von äußeren, also physischen, sozialen oder psychologischen Reizen beeinflusst. Aber ihre Reaktion auf die bewussten oder unbewussten Reize ist eine auf Werten beruhende Wahl oder Antwort.«[39]

Covey ist davon überzeugt, dass wir nicht immer erst warten müssen, dass etwas passiert oder dass jemand etwas macht. Wir können schon vorher handeln. Wir können die Initiative übernehmen und die Verantwortung. Natürlich gibt es Grenzen für unsere Initiative. Wir werden weder den Hunger in der Welt noch die Ungerechtigkeiten ausrotten können. Es gibt – und das sieht auch Covey sehr klar – Grenzen für unser pro-aktives Handeln. Aber innerhalb dieser Grenzen gibt es Möglichkeiten und das sind mehr als wir denken.

Ein Beispiel: Ich halte nichts mehr von Meckern. Selbst mit einer Chefin, die mir zutiefst unsympathisch war, konnte ich souverän umgehen. Was hatte das bewirkt? Ich änderte meine Haltung. Ich stellte die unsympathische Chefin in ein positives Licht. Das heißt, ich unterstellte ihr, dass sie mit einer guten Absicht handelte. Ich stellte mir zudem vor, dass sie auch nur ein Mensch ist: mit all den ganz normalen Schwierigkeiten, Sorgen, Träumen, mit Familie, Liebe und Freundschaft.

Dann suchte ich nach einer Gemeinsamkeit, nach etwas, was uns einte. Das war zumindest ein gemeinsamer beruflicher Wert (die ähnliche Fürsorge für die alten Menschen). Damit schuf ich eine Gemeinsamkeit, die mich

39 Covey, S.R. (1995). Die 7 Wege zur Effektivität. Offenbach: Gabal, S. 68 ff.

friedlich stimmte und die Anknüpfungspunkte in Gesprächen und im Alltag bot.

Als Drittes stellte ich mir vor, wie diese Frau wäre, wenn sie so wäre, wie ich sie mir wünschte. Weil ich sie als wertend, sogar abwertend, empfand, stellte ich mir vor, dass sie neutral oder sogar wertschätzend wäre. Das machte sie mir sympathischer. Ich gewann Sicherheit und war handlungsfähiger. Ich war einfach freier im Denken und damit offener in der Begegnung.

Sie halten es nicht für möglich, dass simple Gedankenänderungen Verhaltensänderungen initiieren können?

Thomas Eckardt, Psychologe aus Lahnau, erzählte auf dem CareDate 2014 eine bemerkenswerte Geschichte: »Eigentlich arbeiten wir ganz anders – Strategien für mehr Erfolg bei der MDK-Prüfung« hieß sein Thema. Der Saal war voll und Eckardts Beispiele ebenso hilfreich wie originell. So erzählte er von einem Einrichtungsleiter, der so wütend auf den Prüfer war, dass er sich zu der Aussage verstieg: »Ich könnte den erschlagen!« Eckardt wies den Leiter darauf hin, dass er sich damit strafbar machen würde, setzte aber dann hinzu: »Sie könnten ihn allerdings vergiften …«

Im Saal herrschte schockierte Stille, als Eckardt ausführte, was er mit seinem Vergiftungsvorschlag bei dem Leiter anrichtete, denn die Ergänzung war: »Stellen Sie sich einfach vor, Sie hätten Gift in den Kaffee getan. Bieten Sie also dem Prüfer immer wieder Kaffee an! Lassen Sie ihn eine richtig große Portion des »Giftes« trinken.«

Der Leiter machte genau das. Immer wieder bot er dem Prüfer Kaffee an, schenkte großzügig nach, legte Kekse dazu … und mutierte – ohne dass er das willentlich beabsichtigt hatte – zu einem aufmerksamen Gastgeber. Die Konsequenz: Der Prüfer überlebte natürlich und sagte am Schluss: »Das war die beste Prüfung, die ich hier je gehabt habe. Ich bin noch nie so zuvorkommend und freundlich behandelt worden.«

Eckardt hatte eine Verhaltensänderung bewirkt, indem er einen zwar bösartigen Gedanken pflanzte, aber einen, der in diesem Moment hilfreich war.

4.10.2 Das Modell der logischen Ebenen

Robert Dilts entwickelte ein einfaches und vielfältig anwendbares Modell zur Beschreibung von »persönlicher Veränderung, Lernen und Kommunikation«[40] . Sein »Modell der logischen Ebenen« ist ein Basismodell für kurze Interventionen. Jede übergeordnete Ebene organisiert dabei die Information der darunterliegenden Ebene. »Der Kerngedanke des Modells besteht darin, dass Menschen ihre Erfahrung in sieben unterschiedlichen und mit jeder Stufe komplexer werdenden neurologischen Strukturen repräsentieren.«[41]

1. **Erste Ebene: Umwelt/Umgebung – Was wir erfassen können:** Umgebung, Menschen, Situationen, Orte, Zeiten

2. **Ebene: Verhalten – Wie wir uns geben:** Handlungen, Aktionen und Reaktionen

3. **Ebene: Fähigkeiten – Was wir können:** unterschiedlich nach Mensch, Lebensweg und Charakter, beeinflusst durch unsere Umgebung, unsere Familie etc.

4. **Ebene: Glauben und Werte – Was wir glauben:** Gebote und Verbote, Glaubenssätze, die Richtschnüre und Leitlinien unseres Lebens

5. **Ebene: Identität – Wie wir wirklich sind:** die komplexe integrierte Abbildung in uns, die die Erfahrungen unseres ganzen Lebens zusammenfasst. Soziale, physiologische und systemische Aspekte werden zu einem »Bewusstsein unseres Selbst« verknüpft. Hier wird unterschieden, was zu uns gehört und was nicht. Auch Modelle wie das »innere Team« oder »Ich, Es, Über-Ich« berühren die Ebene der Identität. Ein Helfersyndrom, dessen Wurzeln hier liegt, kann sehr dramatisch sein.

6. **Ebene: Zugehörigkeit – Wo unsere Wurzeln sind:** Hüther und Spannbauer sprechen von Connectedness und meinen damit eine innere Verbun-

---

[40] O'Connor & Seymour 1995, S. 133

[41] Isert & Rentel 2000, S. 51

denheit. »Connectedness bedeutet, die Welt nicht als eine Ansammlung voneinander isolierter Teile zu sehen, sondern als ein lebendiges Netz, in dem alles miteinander verbunden ist und wechselseitig voneinander abhängig ist.«[42] ... »Das heißt für uns Menschen, die wir in diesem Ganzen aufgehoben sind, dass wir zwar unterschiedlich und unterscheidbar, nicht aber getrennt sind. Wir befinden uns alle sozusagen in dieser Gemeinsamkeit, die wesentliche Voraussetzung dafür ist, dass wir überhaupt miteinander kommunizieren können. ... Was wir in jedem Falle sagen können ist, dass hinter allem eine Verbundenheit steht, die eine Offenheit aufweist und damit ungeahnte Möglichkeiten der Entwicklung bietet. Wir Menschen sind Teilhabende an einer unteilbaren Welt, integrierter Bestandteil eines lebendigen und kreativen Kosmos.«[43]

7. Ebene: Spiritualität – Warum wir da sind: Dies ist die Ebene der wesentlichsten Fragen. Warum lebe ich? Was ist der Sinn meines Lebens? Die Ebene der Spiritualität findet sich in jeder Kultur. Die Auseinandersetzung mit der eigenen Spiritualität verändert sich im Laufe des Lebens und kann tiefe Sinnkrisen auslösen. Jede Veränderung auf dieser Ebene hat tiefgreifende Auswirkungen auf alle anderen Ebenen. In gewissem Sinn enthält sie alles, was wir tun, ist aber mehr als die Summe der Teile.[44]
In den Jahren, als ich Sterbende begleitete, war es immer wieder faszinierend zu erleben, wie besonders religiöse Menschen sicher in die Sterbephase gingen und sich hinübergeleitet fühlten. Genauso gab es auch Menschen, denen kurz vor dem Eintritt des Todes heftige Zweifel kamen, ob Gott wirklich existierte und wohin sie jetzt kämen.
Wenn Situationen besonders verworren sind, ist eine klare Sortierung der Gesamtsituation nötig. Mit dem Modell der Ebenen von Dilts gelingt sie einfach und schnell. Die einzelnen Ebenen und ihre Hierarchie sind eine gute Grundlage für Gewichtungen innerhalb von krisen- oder schmerzhaften Prozessen.[45]

Mit folgenden Fragen und Handlungsimpulsen möchte ich Ihnen einen Schlüssel für Veränderungen an die Hand geben.

---

42 Hüther, G. & Spannbauer, C. (2012). Connectedness. Bern: Huber, S. 11
43 Ebd., S. 22
44 Vgl. O'Connor & Seymour 1995, S. 132 sowie Isert & Rentel 2000, S. 51 f.
45 Angelehnt an Messer 2013

Ihre unmittelbare Umgebung

- Was ist Ihnen zu viel?
- Was stört Sie?
- Was erschöpft Sie?
- Was macht Ihnen Sorgen, bereitet Ihnen Angst?
- Was bremst Sie aus?
- Was macht Ihnen den Alltag schwer?
- Was können Sie in Ihrer Umgebung ändern?
- Welche andere Umgebung könnte es geben, in der Sie sich wohler (geförderter, freier, wertgeschätzter...) fühlen, erleben?

Verhalten

- Gibt es ein Verhalten, das Sie gern loswerden möchten?
- Stellt das Verhalten anderer Menschen für Sie eine Bedrohung, Verletzung oder etwas Unangenehmes, Schweres, Herausforderndes da?
- Können Sie sich nicht so verhalten, wie Sie möchten?
- Bereitet es Ihnen Sorgen, wie Sie sich – oder andere – verhalten?
- Wie würden Sie sich gern verhalten?
- Welches Verhalten wünschen Sie von anderen?

Fähigkeiten

- Können Sie Ihre Fähigkeiten weiterentwickeln oder werden sie daran gehindert?
- Gibt es Fähigkeiten, die Sie nicht mehr ausleben können bzw. die Ihnen dauerhaft fehlen?
- Welche neuen Fähigkeiten möchten Sie lernen?

Glauben/Werte

- Werden Sie durch förderliche (»Das schaffst du schon«) oder hinderliche (»Das schaffst du doch nicht«) Glaubenssätze beeinflusst bzw. beeinflussen Sie sich selbst?
- Stärken Sie sich selber den Rücken oder schwächen Sie sich?
- Welche bisherigen Glaubenssätze hatten Sie?
- Welche neuen Glaubenssätze möchten Sie haben?
- Welche Werte waren bisher für Sie wertvoll?
- Welche Werte fehlen Ihnen im Alltag?
- Welche Werte möchten Sie aktiv neu erleben und zum Ausdruck bringen?

Identität

- Was denken Sie über sich?
- Welche Rolle leben Sie an Ihrem Arbeitsplatz?
- Welche Ihrer Rollen (am Arbeitsplatz) erleben Sie als hinderlich, welche förderlich?
- Welche Rolle, welcher Anteil Ihrer Persönlichkeit wird in der Pflege besonders gefordert?
- Folgen Sie dem, was Sie für den Sinn Ihres Lebens halten?
- Wissen Sie um Ihre Berufung? Oder ahnen Sie bereits die nächste Berufung?
- Leben Sie das Leben, das Sie leben möchten?
- Zweifeln Sie an dem Sinn Ihres Lebens?

Zugehörigkeit

- Wo wird Ihre Zugehörigkeit in Frage gestellt? Wo wird sie untergraben oder wo scheint sie gefährdet zu sein?
- Gibt es Beziehungen in Ihrem Leben, die blockiert oder schmerzhaft sind und die Klärung brauchen?
- Wie intensiv erleben Sie Ihre Zugehörigkeit zu den Bewohnern/Patienten?
- Fehlt Ihnen Zugehörigkeit zu anderen Menschen oder Gruppen?
- Fühlen Sie sich Menschen verpflichtet, in deren Gesellschaft Sie aber gar nicht sein möchten?
- Gibt es Menschen in Ihrem Leben, die an Ihrer aufrichtigen Zugehörigkeit zweifeln?

Ich gebe zu: Die Liste ist lang. Aber Sie werden fast automatisch von jenen Fragen angezogen, die zu Ihrem Problem gehören. Das Helfersyndrom ist ein komplexes Geschehen. Es betrifft alle eben genannten Ebenen, aber unterschiedlich stark. Vielleicht finden Sie heraus, dass es Ihnen vor allem um die Zugehörigkeit geht. Vielleicht entdecken Sie aber auch, dass Sie überhaupt nicht das machen, was Sie eigentlich machen möchten.

Als ich diese Liste das erste Mal sah, entdeckte ich, dass ich viel mehr Fähigkeiten haben wollte: Ich wollte lehren, Bücher schreiben, die Welt entdecken, ein ausgefülltes und reiches Leben haben – ein Qualitätsleben sozusagen! Es hat – ehrlich gesagt – Jahre gedauert, bis es so weit war. Aber es hat funktioniert. Jetzt in diesem Moment schreibe ich dieses Buch. Es ist bei weitem nicht mehr mein erstes und es wird auf keinen Fall mein letztes sein.

Es war harte Arbeit, so weit zu kommen. Es gab viele Rückschläge, viele Umwege, viele Sackgassen. Aber es hat sich gelohnt. Ich bin nicht mehr Altenpflegekraft in Berlin. Stattdessen bin ich auf dem besten Weg, meine Trainings international abzuhalten. Im vergangenen Monat war ich in Shanghai und trainierte dort die Trainer eines großen Konzerns.

Scheuen Sie sich also nicht, herauszufinden, auf welcher Ebene es Ihnen schlecht geht. Sie kommen nicht umhin, genau hinzuschauen. Erst dann können Sie eine wirklich Lösung finden.

4.10.3 Die Lösung ist oft Teil des Problems

Wenn wir Probleme haben, versuchen wir normalerweise, sie zu beheben. Insofern gibt es ein Problem und einen oder mehrere Lösungsversuche. Manchmal funktioniert eine Lösung. Das Problem ist tatsächlich weg – gelöst. Gelingt das nicht, wiederholen wir oft dieselbe Lösung, statt nach einer echten Alternative Ausschau zu halten. Dabei können sich Probleme sogar richtig gut etablieren, wir tragen sie weiter mit uns herum. Unter dem Motto: »Ist halt so, es gibt keine Lösung, hab alles probiert.« Lösungen werden somit zu Teilen des Problems. Besonders dann, wenn wir in der Überzeugung leben, die versuchte Lösung sei die einzige Möglichkeit, das Problem aus der Welt zu schaffen. Nach einem Beispiel müssen wir hier nicht lange suchen: Haben Sie schon mal eine Diät gemacht? Kennen Sie den Jojo-Effekt?

Meist geht es bei Problemen darum, dass wir bestätigt werden wollen. »Ich kriege es nicht besser hin.« Quasi eine Zustimmung zu unserer Weltsicht. Oder wir reden darüber, dass wir uns als Opfer sehen. »Die Hektik, die Gene, die Umwelt sind schuld.« Tatsächlich sind Probleme gut! Sie halten uns zurück, sie schützen uns. (Ein mögliches Übergewicht schützt uns davor, zu sexy zu sein, weil wir uns vielleicht gar nicht auf die Erlebnisse einstellen können, die dann entstehen würden. Eine empfundene Überlastung schützt davor, frei das zu tun, was wir immer schon wollten, aber nie gewagt haben.)

Hinter dem Problem steht fast immer ein Bedürfnis, das nach Befriedung strebt. Finden Sie heraus, wo Sie etwas ändern können. Meist sind es festsitzende Glaubenssätze, die Sie zum Opfer machen. Doch Sie müssen Täter werden, wenn Sie etwas ändern wollen.

Eine lösungsorientierte Grundhaltung setzt sich mit der Frage auseinander, wie sich die Zukunft verändern lässt. Beispiel: Sie haben es noch nie geschafft, direkt nach einer Verrichtung am Klienten zu dokumentieren, sondern immer erst am Ende eines Arbeitstages? – Haben Sie sich je gefragt, was Sie brauchen würden, um direkt nach einer Versorgung die Aufzeichnungen zu machen? Vielleicht wäre eine Softwarelösung die richtige Idee? Waren Sie schon einmal auf einer Messe und haben sich darüber informiert? Sie haben keine Zeit für solche Reisen? Sie könnten einen Vertreter einladen … Dazu haben Sie auch keine Zeit? Vielleicht würde ein Kollege oder gar die Leitung (falls Sie es nicht selbst sind), sich darum kümmern? Dazu müssten Sie dieses Thema ansprechen? Ja, das müssten Sie!

Ein Problem enthält immer schon eine Ahnung einer Lösung. Das geschieht, indem wir den Fokus darauf richten, wie das Leben ohne Problem wäre. Sie brauchen sich nicht gleich komplett zu ändern, um ein Problem zu lösen. Meist reichen kleine Veränderungen in der Sichtweise oder im Tun.

Wie schwierig ist das Problem?

Ähnlich wie im Schmerzassessment können Sie auch bei Problemen Skalierungen nutzen. Skalen ermöglichen eine Unterscheidung. Dabei wird der subjektiv beste Zustand mit 10 Punkten bewertet und der schlechteste (erlebte oder vorstellbare) mit 0. Eine Skalenfrage ermöglicht es, Differenzierung wahrzunehmen. Fragen Sie sich: »Wie sicher bin ich beim Schreiben von Pflegeberichten – auf einer Skala von 0 bis 10?«*

* Vgl. Messer 2012, Seite 88 f.

4.11 Kommunizieren Sie erfolgreicher

Man kann nicht nicht kommunizieren, sagt Paul Watzlawik. Selbst wenn wir schweigen, kommunizieren wir noch. Selbst wenn sich ein Gesprächspartner abwendet, ist dieses Verhalten eine Information. Er teilt uns z. B. mit, dass er nicht (auf diese Weise, über diese Inhalte) kommunizieren möchte.

»Jede Kommunikation hat einen Inhalts- und einen Beziehungsaspekt. Jede Mitteilung, die wir (Sender) an einen anderen Menschen (Empfänger) richten, hat einen Inhalt. Zugleich enthält diese Mitteilung jedoch einen Hinweis auf die Beziehungsebene. Dies ist oftmals die Quelle von zwischenmenschlichen Verletzungen und Missverständnissen. Je nach Hintergrund und Verhältnis der beiden Gesprächspartner kann eine Botschaft oder Frage unterschiedlich interpretiert oder verstanden werden. Durch die Art und Weise, wie wir sprechen, durch den Ton und die Stärke unserer Stimme, unseren Gesichtsausdruck und unsere Körperhaltung drücken wir etwas aus, was ein Hinweis auf die Beziehung zum Gegenüber ist.

Die Inhaltsebene liefert Informationen zur Sache, während die Beziehungsebene Informationen über das persönliche Verhältnis der Gesprächspartner aussagt. Eine Störung auf der Beziehungsebene kann eintreten, wenn ein Partner die Beziehungsinformationen des anderen nicht akzeptiert, fehlinterpretiert oder sich dagegen auflehnt. Dann haben wir etwas in den falschen Hals bekommen: Der Inhalt einer Mitteilung wird vom Empfänger anders eingeordnet oder wegen der gestörten Beziehung gar nicht akzeptiert.

Es liegt in der Verantwortung des Senders, was beim anderen ankommt. Im NLP heißt es, dass wir als Sender so kommunizieren müssen, dass auch das ankommt, was wir möchten. Wenn wir feststellen, dass eine Botschaft anscheinend nicht so angekommen ist, wie wir es gewünscht haben, sollten wir etwas anderes ausprobieren: andere Worte, eine andere Körpersprache. Oder wir arbeiten mit der Gewaltfreien Kommunikation nach Rosenberg und fragen, was beim anderen angekommen ist und was es beim ihm ausgelöst hat.

Der Sinn einer Botschaft wird in hohem Maße davon beeinflusst, wie wir sie überbringen. Das ist besonders für Führungskräfte wesentlich. Ein

Lob in zu sachlichem Tonfall oder Kritik mit einer anerkennenden Mimik kommt nicht unbedingt als Lob oder Kritik an, sondern löst stattdessen Verwirrung aus.
Kongruent ist unsere Kommunikation, wenn Körpersprache, Tonalität, Mimik und Inhalt zusammenpassen. Gute Führungskräfte vermitteln ihre Botschaft auf sehr kongruente Weise.

Unser eigenes Verhalten ist oft eine Reaktion auf das Verhalten des anderen. Jeder Partner in Gesprächen setzt für den Beginn einer Kommunikation einen eigenen Anfangspunkt. Damit schaffen zwei Menschen zwei unterschiedliche Sichtweisen. Bei Streitigkeiten kann das bedeuten, dass jeder Partner seinen eigenen Ausgangspunkt setzt und dem anderen vorwirft, er habe angefangen.

Häufig meinen wir, dass wir gar nicht anders hätten handeln können, dass unser Handeln durch den anderen bestimmt wird. Wir neigen dazu, uns in schwierigen Situationen als Opfer zu fühlen und glauben, dass wir uns gar nicht anders verhalten können. Wenn wir uns als Opfer fühlen, ergreifen wir meist die Flucht oder greifen an.«[46]

4.11.1 Gewaltfreie Kommunikation

Einer der größten Schlüssel für eine gelungene, lösungsorientierte Kommunikation ist das Modell der gewaltfreien Kommunikation (GFK) nach Marshall Rosenberg. Es ist einfach zu verstehen, kostet lediglich etwas Überwindung und Aufmerksamkeit, aber es verändert die Welt. Zumindest die direkte Welt um Sie herum.

Die GFK ist eine Kommunikationsform für Menschen, die sich auf eine wertschätzende Verbindung im Miteinander einlassen möchten. Sie »ist eine Art des Umgangs miteinander, die den Kommunikationsfluss, der im Austausch von Informationen und im friedlichen Lösen von Konflikten notwendig ist, erleichtert. Der Focus liegt dabei auf Werten und Bedürfnissen, die alle Menschen gemeinsam haben, und wir werden zu einem Sprach-

[46] Messer 2012, S. 142 f.

gebrauch angeregt, der Wohlwollen verstärkt. Ein Sprachgebrauch, der zur Ablehnung oder Abwertung führt, wird vermieden.«[47]

Diese grundlegende Form der Kommunikation hat ähnliche Wurzeln wie die Validation nach Naomi Feil. Entwickelt wurde sie von Dr. Marshall Rosenberg, einem amerikanischen Psychologen. Er studierte bei Carl Rogers, jenem Professor der 1950er und 1960er Jahre, der die Grundlagen der einfühlsamen Gesprächshaltung entscheidend geprägt hat. Rosenberg gründete 1985 das Center for Nonviolent Communication (CNVC), von dem aus in aller Welt Konfliktschlichtungen und Ausbildungen in der GFK durchgeführt werden.[48]

Kern der GFK ist es, klar und verständlich ein Anliegen auszudrücken und zugleich das Anliegen des Gegenübers wahrzunehmen, auch wenn er anderer Meinung ist. Ein Verstehen des Gegenübers ist kein Zustimmen! Es geht darum, mit Differenzen, Vielfalt und Unterschiedlichkeit umgehen zu lernen. »Die Gewaltfreie Kommunikation ist keine Rhetorik-Strategie und schon gar keine Trickkiste zur Durchsetzung Ihrer Ziele.«[49]

Bei der GFK geht es zunächst darum, zwischen trennender und verbindender Sprache zu unterscheiden. Wenn wir eine trennende Sprache sprechen, urteilen wir über andere Menschen, über Verhalten, das uns nicht gefällt oder über etwas, was wir an anderen auszusetzen haben.

Pauschal-Urteile

Ein Mitarbeiter macht sich viele Gedanken über Details. Wir bewerten ihn z. B. als pingelig, übergenau und machen ihn zu jemandem, der »alles« zu genau nimmt.
Ist ein Mitarbeiter eher locker, empfinden wir ihn als schlecht organisiert, schwer von Begriff und als jemanden, der »alles« auf die leichte Schulter nimmt.
Beide Urteile pauschalisieren: »Immer, jedes Mal, generell, ...«. Beide Urteile stimmen nicht, jedenfalls nicht immer und überall.

---

47 Klein & Gibson 2004
48 Vgl. Messer 2012, S. 144
49 Gens 2007, S. 7

Natürlich werden Sie im Einzelfall nicht immer so wertschätzend kommunizieren, aber es geht auch eher darum, sich der eigenen Sprache bewusst zu werden. Das geht nur in langsamen Schritten und unter der Maxime, dass Sie gut miteinander umgehen **wollen**. Insofern ist die GFK bestens dazu geeignet, um Mauern zwischen Ihnen und anderen Menschen niederzureißen.

GFK in Kürze

Der zentrale Kern der GFK ist der 4-Schritte-Prozess
1. Beobachtung
2. Gefühl
3. Bedürfnis
4. Bitte/Handlung

Tabelle 14: Beispiele für die vier Schritte der GFK[50]

1. Schritt: Beobachtung: Welche Handlung stört Sie?	»Wenn ich dich den Rasen mähen höre, ...
2. Schritt: Gefühl Wie fühlen Sie sich dabei?	dann bin ich etwas genervt,...
3. Schritt: Bedürfnis Um welches Bedürfnis geht es Ihnen?	weil es mir wichtig ist, konzentriert zu arbeiten.
4. Schritt: Bitte/Handlung Worum bitten Sie, um Ihr Bedürfnis zu erfüllen?	Kannst du mit dem Rasenmähen bitte noch eine halbe Stunde warten?«

Sehen wir uns die vier Schritte noch genauer an:

1. Schritt: Beobachtung: »Wenn ich dich den Rasen mähen höre ...«
Dies ist der Einstieg in die Kommunikation und hier haben Sie bereits die Chance, Ihre Beobachtung von Ihrer Bewertung zu trennen. Normalerweise reichern wir unsere Beobachtungen mit automatischen Schlussfolgerungen, Interpretationen, Urteilen oder Übertreibungen an. Gern auch mit den klas-

50 Holler 2004, S. 33

sischen Reizwörtern »nie, immer, jedes Mal«. In der Folge entsteht Abwehr. Ihr Gegenüber winkt bereits jetzt ab, weil er weiß, was jetzt kommt.

Eine reine Beobachtung bietet dagegen Informationen, Klarheit und Verständnis. Sie nennen dazu **ohne** Interpretation oder Bewertung, was Sie wahrnehmen, und beziehen sich darauf. Das erfordert zweifellos eine gewisse Bewusstheit. Sie müssen dafür genau wahrnehmen, was Sie im Außen und in Ihrem Inneren beobachten. Zu Ihrer Beobachtung sollte jemand anderes »Ja« sagen können, weil sie nachvollziehbar ist. Sehen Sie sich dazu Tabelle 15 an.

Tabelle 15: Beobachtung – mit und ohne Bewertung

Beobachtung mit Bewertung	Beobachtung ohne Bewertung
»Ulla schiebt einfach alles auf!«	»Ulla hat seit dem vergangenen Montag keinen Leistungsnachweis abgezeichnet.«
»Hier hauen doch alle ab! Ständig gibt es neue Gesichter auf dem Wohnbereich!	»In den letzten sechs Monaten haben zwei aus dem Team gekündigt: Angie und Renate. Seitdem ist keiner eingestellt worden, stattdessen haben wir Zeitarbeitskräfte.«
»Du bist unzuverlässig und unpünktlich!«	»Das ist jetzt das dritte Mal, dass ich bei der Übergabe mehr als 15 Minuten warte. Jetzt komme ich wieder zu spät zu meiner Familie...«
»Ihre Präsentation war absolute Klasse!«	»Mir hat gefallen, dass Sie bei Ihrer Präsentation unsere Vorgehensweise im Team gezeigt haben.«
»Frau Müller (Bewohnerin) war mal wieder aggressiv!«	»Als ich heute Morgen bei Frau Müller war und ich nach ihrer Inkontinenzunterlage schauen wollte, die Bettdecke anhob, da schlug sie mir auf den Arm und sagte: »Hau ab«.

2. Schritt: Gefühl: »Dann bin ich etwas genervt, ...«

Für diesen Schritt ist zunächst eines wichtig: Sie müssen sich Ihrer Gefühle bewusst sein! Sie müssen fühlen können! Wenn Gefühle und Bedürfnisse in Ihrem Leben keine Rolle spielen, verlieren Sie die Verbindung zu sich und damit auch zu einem wertschätzenden Umgang im Miteinander (vgl.

Schritt 1). Im zweiten Schritt der GFK folgt die Beschreibung dessen, was Sie fühlen, aber **ohne** direkte oder indirekte Schuldzuweisung oder Ursachenvermutung. Sagen Sie also nicht:

- »Ich habe das Gefühl, dass du mich nicht ernst nimmst.«
- »Ich fühle mich nicht verstanden.«
- »Ich fühle mich, als wenn…«
- »Ich fühle mich durch die Mangel gedreht.«
- »Ich fühle mich manipuliert.«
- »Ich habe das Gefühl, ausgenutzt zu werden«.

Diese Liste ist beliebig zu erweitern (angegriffen, benutzt, ausgebeutet, vernachlässigt, zurückgewiesen, bevormundet, nicht gesehen, nicht geliebt…). Das wichtigste Merkmal von solchen Pseudogefühlen ist, dass sie einen Täter haben: Jemanden, der nicht erst nimmt, der nicht versteht, durch die Mangel dreht, manipuliert oder ausnutzt. Die Antwort auf solche Pseudogefühle sind Rechtfertigungen (»Niemand manipuliert dich«) oder Erklärungen (»Das glaubst du nur, weil …«) oder sogar Angriffe (»Ja, weil du auch immer …«).

Ein Teufelskreis beginnt, den Sie nur unterbrechen bzw. gar nicht erst entstehen lassen, wenn Sie die Verantwortung für Ihre Gefühle übernehmen. **Sie** fühlen etwas. Aber nicht, weil jemand anderer etwas gemacht hat, sondern weil dadurch ein Bedürfnis von Ihnen nicht erfüllt wird.

3. Schritt: Bedürfnis: »Weil es mir wichtig ist, konzentriert zu arbeiten.«

Zu den Bedürfnissen habe ich anderer Stelle ausführlich geschrieben (vgl. Kapitel 1). Festzuhalten bleibt hier noch einmal die Bedeutsamkeit von unerfüllten Bedürfnissen in unserer Sprache. Urteile, Kritik, Vorwürfe und Schuldzuweisungen sind dramatische Ausdrucksweisen unerfüllter Bedürfnisse. Wir neigen dazu, die Schuld dafür dem Gegenüber zu geben. Manchmal braucht es Zeit und Aufmerksamkeit, um herauszufinden, welches Bedürfnis wir gerade haben. Und dann tauchen auch ständig noch mehr Bedürfnisse auf, und noch mehr und noch mehr. Das hält manche Menschen davon ab, auf ihre eigenen Bedürfnisse zu achten. Seien Sie unbesorgt. Nach der ersten stürmischen Flut flauen die Wellen auch wieder ab. Die wahren Bedürfnisse und vieles Altes, Aufgestautes oder Gewünschtes werden sich zeigen und auflösen. Hinter diesem Sturzbach steht ruhige, klare Freiheit – wenn Sie endlich wissen, was Sie wollen.

Tabelle 16: Bedürfnisorientierte Sprache und die negative Version

Sprachmuster*	Bedürfnisorientierte Sprache
»Ich fühle mich unter Druck gesetzt, weil ich die ganze Arbeit erledigen muss.«	»Ich bin sauer, weil ich Klarheit brauche, wie die Arbeit künftig aufgeteilt wird.«
»Es nervt mich, dass du solange brauchst.«	»Ich bin ungeduldig, weil ich die Zeit effektiv nutzen möchte.«
»Ich bin irritiert, weil Sie mir nicht zuhören.«	»Ich bin irritiert, weil ich in meinem Anliegen gehört werden möchte.«
»Es nervt mich, wenn in Besprechungen endlos diskutiert wird.«	»Ich bin unter Druck, weil mir Effektivität wichtig ist.«
»Ich fühle mich bedrückt, weil der Chef über Arbeitsplatzabbau gesprochen hat.«	»Ich bin besorgt, weil ich Sicherheit und Klarheit brauche.«
»Ich bin enttäuscht, weil ich hier nur übersehen werde.«	»Ich bin frustriert, weil mir ein Miteinander und ein wertschätzender Umgang wichtig sind.«

* Brüggemeier 2010, S. 51

4. Schritt: Bitte/Handlung: »Kannst du mit dem Rasenmähen bitte noch eine halbe Stunde warten?«

In der GFK geht es darum, dass die Zustimmung auf eine Bitte nur freiwillig gegeben wird, aber keinesfalls aus Angst, Sorge oder womöglich aus Schuldgefühlen heraus. Bei der sorgfältigen und konkreten Formulierung von Bitten helfen zwei Fragen:

- Was genau möchten Sie?
- Aus welcher Motivation (persönlicher Beweggrund) heraus möchten Sie, dass jemand etwas für Sie tut?

Oft genug wissen wir nicht, worum wir bitten. Wir möchten einfach nur, dass etwas anders wird. Wir brauchen jemanden als Abladeplatz für etwas Unklares, Unglücklich-Ärgerliches. Da hilft es dann nur, genau in sich hineinzuhören und anschließend eine möglichst klare Formulierung zu treffen.

Manchmal können Sie auch darum bitten, dass Ihr Gegenüber sagt, was er verstanden hat. Wenn Sie unsicher sind, müssen Sie klar und verständlich um eine Antwort bitten, aus der Sie heraushören können, wie Sie auf der anderen Seite gehört oder verstanden worden sind. Sie können Ihr Gegenüber auch bitten, Teile Ihrer Aussage wiederzugeben. Auch das ist eine Wertschätzung Ihres Gegenübers. Rosenberg selbst formuliert es so: »Die ehrliche Antwort, die wir gerne haben möchten, geht normalerweise in eine der drei folgenden Richtungen:

- Manchmal möchten wir die Gefühle, die durch unsere Worte ausgelöst wurden, erfahren, und auch die Gründe für die Gefühle. Danach können wir z. B. so fragen: »Ich möchte dich bitten, mir zu sagen, wie du das, was ich gerade gesagt habe, empfindest, und auch deine Gründe für diese Gefühle.«
- Manchmal möchten wir etwas über die Gedanken unserer Zuhörer zu dem, was sie uns haben sagen hören, erfahren. Da ist es dann wichtig klarzumachen, welche Gedanken wir von ihnen hören möchten. Wir können z. B. sagen: »Kannst du mir bitte sagen, ob du glaubst, dass mein Vorschlag Erfolg haben wird, und falls du nicht an seinen Erfolg glaubst, was du meinst, woran er scheitern könnte.« Statt einfach zu sagen: »Sag mir doch bitte, was du über meine Worte denkst.« Wenn wir nicht deutlich machen, welche Ansichten wir genau hören möchten, dann antwortet der andere vielleicht ausführlich mit Gedanken, die uns in dem Augenblick nicht weiter helfen.
- Manchmal möchten wir gerne wissen, ob die andere Person bereit ist, etwas zu tun, was wir ihr empfohlen haben. Eine solche Bitte kann sich z. B. so anhören: »Ich möchte Sie bitten, mir zu sagen, ob Sie bereit sind, unser Treffen um eine Woche zu verschieben.«[51]

Bitten sind konkret, positiv formuliert und handlungsorientiert im Jetzt!

Wird eine Bitte nicht (gern) erfüllt, kann es sein, dass sie als Forderung formuliert war; dass sie die Möglichkeiten (Kompetenzen, Fähigkeiten, etc.) des Gegenübers überfordert, also unrealistisch ist; oder dass etwas auf der Beziehungsebene nicht stimmt.

---

51 Rosenberg 2002, S. 88 f.

Die vier Schritte der GFK

1. Beobachtung: »Wenn du siehst (hörst), dass...«
Wir nennen eine Vermutung, worauf der andere reagiert hat.

2. Gefühl: »fühlst du dich...«
Wir versuchen nachzuempfinden, was der andere in dieser Situation fühlt. Manchmal müssen wir mehrfach fragen, bis der andere zustimmt. Dann wird er meist erleichtert wirken.

3. Bedürfnis: »weil du ... brauchst«
Wir vermuten, welches durch den Konfliktfall nicht befriedigte Bedürfnis es sein könnte.

4. Bitte/Handlung: »hättest du gern, dass...«
Wir nennen eine konkrete Handlung, die der Erfüllung des Bedürfnisses am besten entspricht.*

* Vgl. Gens 2007, S. 17

Die Gewaltfreie Kommunikation nach Rosenberg ist eine Haltung, sich und andere Menschen wertzuschätzen. Dabei geht es nicht um eine seichte Schönrederei. Im Gegenteil: Sie dürfen wütend sein, traurig oder ärgerlich. Das sind Ihre Gefühle und Sie dürfen sie ausdrücken. Genauso dürfen (und sollen) Sie anderer Meinung sein als Ihr Gegenüber. Die Bedürfnisse aller Parteien haben ein Recht darauf, wahrgenommen, beachtet und genannt zu werden. Das schafft Selbstverantwortung, mehr Zufriedenheit und fördert die Zusammenarbeit. [52]

Eine wichtige Frage in Ihrem Berufsalltag ist die Frage, wie Sie Ihren Klienten wertschätzend, aber auch angemessen distanziert begegnen können. Erst durch diesen Abstand kann es Ihnen vielleicht gelingen, Ihr Helfersyndrom in den Griff zu bekommen. Eine gute Distanz ergibt sich aus mehreren Faktoren:

- **Analyse**: Pflegekräfte müssen sehr aufmerksam Bewohner- oder Patientensituationen analysieren. Erst dann wird recht schnell deutlich, was dieser Bewohner oder Patient wirklich an Unterstützung und Pflege braucht.

[52] Vgl. Messer 2012

- **Worst Case-Szenario**: Hierzu finden Sie mehr in Kapitel 4.7.
- **Verbalisieren**: Sagen Sie, was Sie ehrlich empfinden. Drücken Sie Ihre Wertschätzung einfach aus:
  - »Frau Schmidt, das ist so ein Tag, da merke ich wieder, wie gern ich hier bei Ihnen im Zimmer bin.«
  - »Herr Koslowski, oft denke ich darüber nach, wie es wohl bei Ihnen früher im Kontor war? Welchen Charme Sie da versprüht haben.«
  - »Herr Sonders, ich bewundere Ihre Gabe, hier so friedlich mit dieser Einschränkung im Bett zu liegen.«
  - »Frau Nolte, es zerreißt mir fast das Herz, Sie so traurig zu sehen und dabei immer nur wenige Minuten bei Ihnen verweilen zu können. Anders gelingt es mir zurzeit nicht. Und dabei bin ich so gerne bei Ihnen.«

Wenn etwas richtig schief läuft, quasi alltagssprachlich in die »Hose« geht, können Sie immer noch fragen: »Was habe ich davon?« – »Wofür war das jetzt gut?« – »Was durfte ich erfahren?« Diese Fragen ermöglichen es, das Gute in etwas zu sehen. Es bringt Sie auch dazu, in Bezug auf den Bewohner oder Patienten anders zu schauen, anders zu werten.

Nun wird die Pflegesituation evtl. noch einmal ganz anders bewertet. Neue Fähigkeiten oder Ressourcen werden bewusst. Der Bewohner erlebt, dass er doch noch mehr für sich selber tun kann als gedacht. Ein »Nein« aus dem Munde einer Pflegekraft ermöglicht einem Bewohner/Patienten die Auseinandersetzung mit sich selbst und seiner Situation. Er wird nicht gleich sterben, wenn Sie einmal weniger in sein Zimmer kommen, um etwas zu erledigen.

Die Zuweisung der Vorgesetzten, die Pflegeplanung für Bewohner oder Patient XY noch einmal neu zu erstellen, ist eine Einladung, es dieses Mal anders zu machen. Oft ist es einfach die Antwort: »Das habe ich davon!« Also: Diese Erfahrung habe ich gemacht. Die hätte ich sonst nicht.

4.12 Auch eine Strategie – professionelle Hilfe

Unsere Zähne sanieren wir nicht selbst und auch die größere Reparatur an unserem Auto führen wir nicht selber aus. Dafür gibt es Profis. Genauso wie Sie ein Profi für Pflege sind, gibt es Profis für die Heilung bzw. Veränderung eines Helfersyndroms.

Vielfach ist es absolut alltäglich, Supervision, Teamentwicklungstage und andere Formen des Coachings zu nutzen. In der Wirtschaft ist das gezielte und professionelle Coaching von Führungskräften längst Standard. Coaching, Supervision und Teamentwicklung kommt dem Schärfen der Säge gleich, wie diese schöne Geschichte illustriert: »Ein Spaziergänger geht durch einen Wald und begegnet einem Waldarbeiter, der hastig und mühselig damit beschäftigt ist, einen bereits gefällten Baumstamm in kleinere Teile zu zersägen. Der Spaziergänger tritt näher heran, um zu sehen, warum der Holzfäller sich so abmüht, und sagt dann: »Entschuldigen Sie, aber mir ist da etwas aufgefallen: Ihre Säge ist ja total stumpf! Wollen Sie sie nicht einmal schärfen?«

Darauf stöhnt der Waldarbeiter erschöpft auf: »Dafür habe ich keine Zeit – ich muss sägen!«

Für »das Schärfen Ihrer Säge« gibt es verschiedene Möglichkeiten. In diesem Buch kann ich Ihnen Strategien gegen das Helfersyndrom vorschlagen. Das sind natürlich bestenfalls Impulse, die Sie anregen, selbst weiterzuforschen. Ausschlaggebend sind sicherlich die Ausprägung Ihres Helfersyndroms und auch Ihre Bereitschaft, etwas ändern zu wollen. Aber vielleicht spricht Sie eine der folgenden Möglichkeiten spontan an?

Eine Form ist die **kollegiale Beratung**, zu der Sie nur zu Dritt sein müssen. Eine Kollegin hat ein Anliegen (A), die anderen beiden (B und C) stehen als Berater zur Verfügung. Ein Durchgang dauert ca. 30 Minuten.

1. A schildert ein Problem: »Ich habe den Eindruck, dass ich es den Bewohnern nicht recht machen kann. Die Bewohner werden zwar von mir versorgt. Aber ich habe zu wenig Zeit für sie. An ihren Gesichtern kann ich sehen, dass es ihnen nicht gut geht. Wenn ich das Zimmer verlasse, sehe ich ihren traurigen Blick. Ihnen fehlt doch meine Liebe so. Seit ein paar

Wochen habe ich jetzt meine Pause reduziert. Dann habe ich zumindest ein paar Minuten mehr. Gerade jetzt, wo Frau S. im Sterben liegt. Sie braucht mich so.«
2. B und C hören zu, stellen lediglich Verständnisfragen.
3. Dann unterhalten sich B und C über das soeben Gehörte. A hört zu. B und C entwickeln Lösungsvorschläge.
4. A bewertet die Lösungsvorschläge.
5. Ggf. Vertiefung
6. Ggf. eine zweite Runde.

Diese Form der kollegialen Beratung braucht kein spezielles Expertenwissen und nur wenig Zeit.

In vielen Pflegeeinrichtungen gehört **Supervision** zum Standard. Die Teamsupervision ist eine Möglichkeit, die professionelle Entwicklung von Teams und einzelnen Mitarbeitern zu fördern. Hier können »Fälle« vorgestellt und bearbeitet werden. Neben der Steigerung der Teamzufriedenheit reduziert eine solche Supervision nachweislich auch den Krankenstand. Es braucht jedoch ein Klima, in dem Probleme angesprochen werden können. Doch wie wir in den Interviews (s. Kapitel 3.3) gelesen haben, kann eine Teamsupervision an Grenzen stoßen: Einige Teilnehmer interessieren sich nicht für die Probleme der anderen; andere haben Angst, ihre Probleme vor einer Gruppe zu offenbaren.

»Die **Balintgruppe** ist nach dem ungarischen Psychoanalytiker Michael Balint benannt, der damit begonnen hat, die »Droge Arzt« zu erforschen. Er bildete Gruppen, in denen einzelne Mitglieder einen Fall aus ihrer Praxis berichteten, der sie beschäftigte. Nachdem die sachlichen Aspekte geklärt waren, forderte Balint die Gruppenmitglieder auf, sich zu ihren Gefühlen, Gedanken und Erinnerungen zu äußern, die der beschriebene Fall in ihnen ausgelöst hat – möglichst frei, möglichst ohne Ratschläge oder technische Empfehlungen, wie vorzugehen sei.

Die Balintgruppe steht zwischen Team- und Einzelsupervision: die Gruppenmitglieder arbeiten beruflich nicht zusammen und untersuchen gemeinsam die Situation des »Berichterstatters«. Es lohnt sich in jedem Fall, eine solche Gruppe auszuprobieren. Wenn man Glück hat, findet man dort genau den Freiraum und die Anstöße, die für eine professionelle Entwicklung wichtig sind. Solche Gruppen bleiben oft über viele Jahre zusammen und werden zu einem Teil der professionellen Kultur der Beteiligten.«[53]

Coaching gibt es für viele Disziplinen. Für Führungskräfte gehört Coaching zum guten Ton. Die eigenen blinden Flecken erkennen, Stärken weiter herausbilden, Perspektivwechsel erlangen – das sind klassische Coachingthemen.

»Coaching wird … verstanden als eine Beratungsform, in der berufliche Probleme und Fragestellungen ziel- und lösungsorientiert bearbeitet werden. Coaching dringt dabei nicht in die Tiefe der Persönlichkeit vor, ist methodisch vielfältig, aber focussiert auf die Lösung eines Problems.«[54]

53 Schmidbauer 2002, S. 118
54 Lummer, C. (2009). 100 Tipps für Führungsverantwortliche in der Pflege und Begleitung. Hannover: Brigitte Kunz, S. 43

5 VON DER THEORIE ZUR PRAXIS: WENN AUS GEDANKEN HANDLUNGEN WERDEN

»Love it, change it or leave it« (liebe es, verändere es oder verlass es) – dieser Satz fällt in vielen Beratungen.

Love it. Wenn du das, was du tust, nicht lieben kannst, dann stelle das erst einmal fest. Oder stelle fest, dass du es lieben kannst. Wenn nicht, folgt Schritt zwei:

Change it! Wenn du das, was du tust, nicht lieben kannst, dann ändere es. Stellst du fest, dass es dir nicht gelingt, kommt Schritt drei.

Leave it! Wenn es nicht zu ändern ist, dann gehe. Tu etwas anderes als immer nur mehr desselben! Verlasse den Weg, gehe woanders hin.

Damit möchte ich Sie ermuntern, die Chance zu ergreifen, aus der vermeintlichen Misere des Helfersyndroms etwas Neues zu schaffen. Einen neuen beruflichen Weg. Einen Sprung weg vom Patienten/Bewohner kann auch Ihr Helfersyndrom auflösen, weil Sie sich neuen Dingen zuwenden, neue Kompetenzen bilden können, Ihren wahren Leidenschaften folgen.

Vielleicht ist genau jetzt der richtige Moment, über einen Wechsel nachzudenken. Sie können weit mehr als Sie denken. Tatsächlich ist die Zeit für einen Stellenwechsel so günstig wie nie. Pflegekräfte werden händeringend gesucht. Freie Stellen können kaum wieder besetzt werden. Doch vielleicht sagen Sie sich auch angesichts der ungelösten Fragen von gerechter Bezahlung, guten Arbeitsbedingungen etc.: »Das lasse ich jetzt sein. Pflege, wie ich sie verstehe, kann ich so nicht leisten.« Undenkbar? Sie wissen ja inzwischen, dass Sie alles denken dürfen. Auch das Gegenteil. Manchmal ist tatsächlich der Wechsel eine gute Alternative. Das folgende Interview zeigt, dass dieser Wechsel gelingen kann. Das Helfersyndrom verschwand allerdings nicht mit dem Jobwechsel. Dazu brauchte es eine Therapie.

5.1 »Ich lernte, Nein zu sagen«

P., 40, ließ sich in ihrem ersten Beruf zur Krankenschwester ausbilden. Sie arbeitete auf einer Intensivstation, bis sie alkoholkrank und depressiv wurde. Sie gab ihren Beruf auf, begann eine Therapie und später ein Studium. Heute arbeitet sie als Sozialarbeiterin und -pädagogin.

Wieso sind Sie in die Pflege gegangen?
Ich wollte anderen Menschen helfen und deshalb kam für mich nur ein Beruf in Frage: Krankenschwester. Ich war 17, als ich meine Ausbildung begann und es gefiel mir von Anfang an: die Kollegialität unter den Schwesternschülerinnen, die Verantwortung, das Wissen, das wir anhäuften. Die Ausbildung war eine richtig tolle Zeit. Wir wurden von unreifen 17-Jährigen zu lebenserfahrenen jungen Frauen, die die Dinge zwischen Leben und Tod kannten.

Ihnen gefiel also Ihr Beruf?
Auf jeden Fall! Ich absolvierte nach dem Examen weitere Fortbildungen und arbeitete schließlich an einem Universitätskrankenhaus in der Intensivmedizin. Zu uns kamen die Patienten nach Herz-OP's, Verunfallte – bei uns ereigneten sich die kleinen und großen Dramen des Lebens.

Wann veränderte sich Ihre Einstellung zur Pflege?
Im Laufe der Zeit wurde der Druck immer größer. Immer mehr Stellen wurden abgebaut. Jede Einzelne von uns stand ständig unter Strom. Ich erkannte auch, dass manche Therapie das Leiden nur verlängerte. Ich sah Menschen unter unsäglichen Schmerzen sterben – all das belastete mich, aber ich hielt durch. Heute kann ich sagen, dass es der Antreiber »Sei perfekt« war, der mich vor sich hertrieb. Ich sprang ein, wenn Not am Mann war. Ich übernahm Schichten, wenn es einfach nicht anders ging. Egal, wer fragte, ich sagte Ja. Was ich nicht erkannte, war, dass ich kaum noch zur Ruhe kam. War ich endlich zu Hause, half mir nur das Glas Wein beim Einschlafen. Und aus dem einen Glas wurde mit der Zeit eine Flasche und dann mehr. Schließlich erschien ich eines Tages betrunken zum Dienst und wurde nach Hause geschickt.

Hat denn niemand mit Ihnen gesprochen – Das muss doch aufgefallen sein?

Natürlich fiel es auf. Aber niemand von uns sprach darüber, wer Alkoholprobleme hatte oder Tabletten nahm. Es war eine stillschweigende Übereinkunft, dass wir einfach weitermachten. Erst wenn jemand wirklich ausfiel, weil er zu betrunken oder zu sediert durch Medikamente war, entschied die Stationsleitung: »Der geht jetzt nach Hause.« Man hoffte dann auf stillschweigende Genesung und relativ zügiges Erscheinen.

Wie ging es für Sie weiter?

Überhaupt nicht mehr. Ich ließ mich schließlich an einem Tag, an dem ich betrunken zum Dienst erschienen war, nach Hause fahren – selbst fahren konnte ich gar nicht mehr. Dort blieb ich tagelang einfach nur sitzen. Ich fiel in eine tiefe Depression, fühlte mich als Versager, zog einen Suizid in Betracht, da ich offensichtlich nicht in der Lage war, ein erfülltes Leben zu führen. Glücklicherweise rief ich eine Freundin an und die schleppte mich zu einer Therapeutin. Dieses erste Gespräch war noch nicht die Wende, aber es war ein Anfang.

Ich ließ mich in ein Landeskrankenhaus einweisen und lernte in wochenlanger Kleinstarbeit all die Dinge, die mir bis dahin nie eingefallen waren: Ich bin etwas wert. Ich habe Bedürfnisse. Ich darf etwas fordern. Ich darf Nein sagen. Ich darf leben, auch wenn ich niemandem mehr in meinem ganzen Leben helfen werde.

Haben Sie Ihr Helfersyndrom überwunden?

Im Grunde ja. Einfach dadurch, dass ich es anerkannt und dass ich mir – auch nach der stationären Therapie – weiter Hilfe geholt habe. Ohne die psychotherapeutische Begleitung wäre ich nicht weitergekommen. So langsam wuchs in mir die Erkenntnis, dass ich nicht mehr in die Pflege zurückgehen will. Ich habe diesen Beruf geliebt, aber er hat mich auch überfordert. Die Rahmenbedingungen waren so hart, dass ich zu meinem eigentlichen Helfen-Wollen gar keine Zeit mehr hatte. Irgendwie ging es nur darum, dass wir gerade so eben durchkamen.

Aber Sozialarbeit hat doch auch etwas mit Helfen zu tun, oder?

Ja, ums Helfen geht es auch dabei. Mir ist inzwischen klar, dass ich helfen möchte – und oft auch helfen kann. Aber ich habe meine Grenzen entdeckt.

Ich habe so ganz kleine Hobbys wie Lesen, Spazierengehen oder meine Freundschaften wieder entdeckt. Das alles pflege ich heute sehr intensiv. Mein Privatleben hat heute den obersten Stellenwert, nicht mehr mein Beruf.

Was würden Sie Menschen empfehlen, die unterm Helfersyndrom leiden?
Suchen Sie sich Hilfe. Das kann im ersten Ansatz ein Buch sein, ein Ratgeber wie dieser. Aber wenn Sie feststellen, dass Sie allein nicht weiterkommen, sollten Sie handeln. In Ihrem eigenen Interesse. Sie haben nur ein Leben – es wäre schön, wenn es Ihnen auch gefallen würde.

5.2 Wenn Führungskräfte ihre Gestaltungsspielräume nutzen

Wer eine Führungsaufgabe hat, besitzt mehr Gestaltungsraum, mehr Spielraum. Einer Führungskraft kommt aber auch eine bedeutende Rolle zu: Sie kann entscheidend für Verbesserungen sorgen. Das gilt auch für alles, was mit einem Helfersyndrom zu tun hat.

Einrichtungs- und Pflegedienstleitungen sind die Hauptschlüssel für eine Verbesserung, die der gesamten Organisation und allen Pflegekräften zugutekommt. Dies gilt besonders dann, wenn eine Führungskraft feststellt, dass ihre Mitarbeiter in Gefahr geraten, am Helfersyndrom zu leiden bzw. einen Burnout zu erleiden. Der Weg von Pflegekräften zum Helfersyndrom ist kurz und schnell beschritten. Manchmal – so zeigen es die Interviews (s. Kapitel 3.3) – ist er sozusagen schon angelegt und jeder Mitarbeiter ist mehr oder weniger betroffen. Doch das muss nicht sein. Es ist auch die Aufgabe einer Führungskraft, ihre Mitarbeiter arbeitsfähig zu halten – dazu gehört auch das klare Bewusstsein, etwas gegen das Helfersyndrom tun zu wollen.

Eine klassische Maßnahme ist der Einsatz einer Organisationsberatung, die in ausgewählte Prozesse des Unternehmens eingreift. Die Beratung wird auf ganz unterschiedlichen Ebenen der Struktur-, Prozess- und Ergebnisqualität durchgeführt. Es können dabei große Veränderungen umgesetzt werden:

- Optimierung der Arbeitsprozesse
- Optimierung der Pflegeplanung
- Positive Fehlerkultur
- Entlastende Gespräche
- Definitive Rückmeldung zum Helfersyndrom
- Positive Beispiele benennen
- Empowerment gegenüber MDK, Ärzten etc.; Selbstbewusstsein der Führungskräfte

Die **Optimierung der Arbeitsprozesse** meint die Reduktion auf das Wesentliche. Aus meiner Erfahrung als Beraterin für Pflegeeinrichtungen weiß ich, dass ein Großteil der Arbeitsprozesse noch einmal neu strukturiert bzw. umgestellt werden kann, um mehr Potenzial freizusetzen:

- Gezielte Verteilung der einzelnen Arbeitspakete auf Fachkräfte und Nicht-Fachkräfte.
- Umschichtung der Arbeitsspitzen: Es müssen nicht alle Bewohner am frühen Morgen oder am Vormittag gewaschen werden bzw. eine Grundpflege erhalten. Der konkrete Tagesablauf kann bedarfsgerecht (bewohnerbezogen oder auch mitarbeiterbezogen) gestaltet werden.
- Überprüfung der einzelnen Maßnahmen: Es müssen nicht alle geplanten oder standardmäßig angeordneten Pflegeleistungen durchgeführt werden. Manche Maßnahme kann tatsächlich weggelassen werden.
- Gespräche mit den Angehörigen über ihren Anteil an Pflegeleistungen: Angehörige sind recht froh, auch wenn sie sich vielleicht sträuben, weil sie unsicher sind. Das stärkt die Beziehung zwischen Bewohner und Angehörigem und, wenn die Unterstützung gut läuft, entlastet es auch die Pflegekräfte.
- Besprechungen effizienter gestalten: Jedes Meeting kann bei guter Strukturierung und Moderation erfolgsorientierter und effizienter gestaltet werden.
- Wertvolle, aber exakte Pausenzeiten schaffen.
- Verbesserung der Kommunikation an den Schnittstellen (intern und extern). Auch hier geht wertvolle Energie verloren, wenn Informationswege nicht geglättet sind.

Bei sogenannten Arbeitsablaufanalysen wird schnell deutlich, wo Arbeitsprozesse optimiert werden können.

Die **Optimierung der Pflegeplanung** ist ebenfalls wichtig. Viel zu oft wird der tatsächliche Pflegebedarf eines Bewohners nicht deutlich. Kein Wunder also, wenn Bewohner nicht die richtige Pflegestufe haben, aber damit stimmt dann auch der Stellenschlüssel nicht mehr. Das aber ist eine der wichtigsten Stellschrauben für jede Pflegeeinrichtung.

Es lohnt sich, die Mitarbeiter in der Pflegeplanung zu schulen, sodass diese effizient und zeitsparend durchgeführt werden kann.

Viele Einrichtungen denken, dass mit EDV-gestützter Pflegedokumentation die Welt einfacher wird. Das ist aber tatsächlich nur dann der Fall, wenn dieser Prozess ausreichend implementiert ist und es auch keine Wartezeiten an den PC-Stationen gibt. Dennoch findet sich in vielen Einrichtungen eine doppelte Dokumentation aus EDV und Papier.

Die meisten Menschen möchten Fehler vermeiden. Eine **positive Fehlerkultur** findet sich in den wenigsten Pflegeeinrichtungen. Die Folgen sind Burnout und auch die Zunahme von Kündigungen. Doch es geht auch anders. Von meiner Trainer-Kollegin Stefanie Theiß lernte ich die Regel »Hurra, ich darf doof sein.« Ich verwende sie oft und lege sie meinen Teilnehmer sehr ans Herz. Denn sie sorgt dafür, dass wir im Training nicht perfekt sein müssen. Im Gegenteil. Fehler sind nützlich. Wo ein Fehler ist, merken wir, dass etwas fehlt. Danach sind Korrekturen und Verbesserungen leichter möglich.

»Wer den Raum der Routine verlassen und Neues versuchen möchte, muss Fehler in Kauf nehmen. Wer alle Fehler vermeiden will, kann sich nicht entwickeln und erstarrt geistig. Auf der anderen Seite ist es natürlich das Ziel einer professionellen Entwicklung, besser – d.h. mit weniger Fehlern und geringem Energieaufwand – zu arbeiten. Das gelingt nur, wenn Fehler zur Einsicht führen, wenn seelische Probleme, die Energie verzehren, abgebaut und realisierbare Lösungen dafür gefunden werden. Fühle ich mich nicht von Erwartungen bedroht, sondern angenommen, kann ich mich leichter mit meiner Geschichte und den Hintergründen meiner Motivation auseinandersetzen und erkennen, dass es sinnvoll ist, nicht jedes Ansinnen um Hilfe sofort zu erfüllen.«[55]

---

55 Schmidbauer 2002, S. 25

Ich möchte Sie ausdrücklich ermuntern, eine positive Fehlerkultur zu erlauben. Das bezieht sich auf das Verhalten von Mitarbeitern genauso wie auf das der Bewohner.

Die Gesprächskultur in vielen Pflegeeinrichtungen ist, sagen wir, optimierungsbedürftig. Die meisten Mitarbeiter sind nicht in Kommunikation geschult, Informationen werden intransparent weitergegeben, Gesprächsrunden ufern aus und letztlich bleibt das Wesentliche ungesagt. Hier helfen klare, wertschätzende Gesprächskulturen und Regelungen, z. B. das **entlastende Gespräch**:

- Machen Sie vor Dienstbesprechungen eine kurze Blitzlichtrunde. Dabei kommt jeder zu Wort und sagt, wie es ihm geht. So wurde jede Stimme einmal gehört, bevor es zum Organisatorischen geht.
- Halten Sie inne, wenn ein Patient/Bewohner gestorben ist. Nehmen Sie sich ein paar Minuten Zeit, um ihn zu würdigen und miteinander über ihn zu sprechen. Das braucht nicht viel Zeit.
- Sorgen Sie für regelmäßige Schulungen zum Thema Kommunikation. Das verbessert die Stimmung im Miteinander erheblich.

Definitive Rückmeldung bei Hinweisen auf ein Helfersyndrom

Schauen Sie nicht weg, schauen Sie hin. Geben Sie einander Rückmeldung, aber so, dass man es sich gut anhören kann:

- »Ich habe den Eindruck, das ist es dir zurzeit nicht immer leicht fällt, einen guten Abstand zum Patienten/Bewohner zu halten. Ich denke manchmal, dass du dir zu viel Arbeit aufbürdest. Gern möchte ich darüber mit dir reden.«
- »Mir kommt es so vor, als wenn du mehr arbeitest als wir anderen. Ich mache mir Sorgen, ob das nicht eventuell zu viel für dich ist. Ich möchte gern darüber mit dir sprechen, weil mir an dir liegt. Hast du ein wenig Zeit für mich?«

Zeigen Sie Ihre Sympathie für Ihre Kollegen, kümmern Sie sich um Ihre Mitarbeiter. Als Führungskraft sind Sie auch für entlastende Gespräche und die Verbesserung der Situation zuständig.

Halten Sie Ausschau nach **positiven Beispielen**. Das können Menschen in Ihrer Einrichtung oder auch ganz woanders sein. Nehmen Sie wahr, wenn jemand aktiv an der Verbesserung seines Helfersyndroms bzw. an der Beziehung zum Klienten arbeitet. Seien sie selber positives Beispiel, insbesondere dann, wenn Sie Führungskraft sind.

Nutzen Sie die positiven Beispiele, die Sie in anderen Einrichtungen Ihres Trägers finden. Stellen Sie Menschen, die eine Leuchtturmfunktion haben, ins richtige Licht und lassen Sie die anderen von diesen Menschen lernen.

Loben Sie. Schenken Sie Anerkennung. Sorgen Sie dafür, dass Sie selber bestes Beispiel sind. Wir sind immer zuallererst Menschen und haben Achtung, Würde und Wertschätzung verdient.

Wenn Sie Führungskraft sind, dann sind Sie das beste Beispiel für eine gute emotionale Balance. Zeigen Sie, ohne den Zeigefinger zu erheben, wie Sie gesunde emotionale Beziehungen zu Bewohnern herstellen. Sprechen Sie von sich und Ihrer Befindlichkeit. Geben Sie Schwächen und Fehler zu und bleiben Sie dabei selbstbewusst.

Empowerment steht dafür, dass Menschen den Mund aufmachen, dass sie für das einstehen, was Ihnen wichtig ist. Hier möchte ich ganz besonders an die Führungskräfte appellieren, deren Aufgabe es ist, sich stark zu machen für eine Optimierung der Pflegekultur und der Zusammenarbeit in der Einrichtung.

Sie sind diejenigen, die

- für eine exzellente Zusammenarbeit mit dem MDK und anderen Instanzen zu sorgen haben;
- für eine reibungslose Zusammenarbeit mit den Ärzten und anderen Einrichtungen des Gesundheitswesens zu sorgen haben;
- Abläufe optimieren und Konflikte lösen;
- sich hinter Ihre Pflegekräfte stellen und dafür sorgen, dass diese die besten Arbeitsbedingungen haben;
- sich trauen, etwas infrage zu stellen;
- die für Abhilfe sorgen, wenn Probleme auftauchen.

Aber genau dasselbe gilt für die Pflegekraft auch:

- Sie haben immer die Möglichkeit, eine effiziente und wertschätzende Gesprächskultur mit Ärzten und Mitarbeitern des MDK und anderen Instanzen zu führen. Sie können immer einen Teil zur Verbesserung selber aktiv beitragen.
- Stehen Sie ein für Ihre Pflegeplanungen.
- Schaffen Sie gute Beziehungen zu den Angehörigen.
- Schaffen Sie zufriedenstellende Beziehungen zu Ihren Kolleginnen.
- Hören Sie auf zu jammern und handeln Sie.
- Sorgen Sie dafür, dass es sich lohnt, bei Ihnen zu arbeiten.

5.3 Wussten Sie eigentlich, dass Sie unentbehrlich sind?

Wohl nichts ist in der Welt der Pflege so zementiert wie der Mangel. Kaum eine Woche vergeht, ohne dass nicht eine große Zeitung oder ein Verband in der Pflege darauf hinweist, wie erschreckend der Fachkräftemangel in der Pflege zunimmt. Die Zahlen variieren dabei, doch zurzeit geht man davon aus, dass in Deutschland rund 30.000 Fachkräfte in der Pflege fehlen. Das betrifft Krankenhäuser ebenso wie ambulante Dienste oder stationäre Einrichtungen der Altenhilfe. In einigen Gebieten Deutschlands werden schon vierstellige Honorare gezahlt, wenn es gelingt, eine Fachkraft anzuwerben.

Der Mangel an Fachkräften wird nicht versiegen. Im Gegenteil. Die Hochrechnungen, mal bis 2030, mal bis 2060 prolongiert, zeigen, dass Tausende von Fachkräften in der Pflege fehlen werden. Die Gründe dafür sind natürlich hausgemacht:

- Schlechtes Image
- Geringe Bezahlung
- Uneinigkeit in der Ausbildung
- Arbeitsüberlastung
- Hohe Abbrecherquote

Gerade im März 2014 legte das Gesundheitsportal www.kliniken.de eine Studie vor. »›Mit unserer Auswertung der offenen Stellenanzeigen nutzen wir den momentanen Mega-Trend Datability für die Medizin-Branche. Damit zeigen wir nicht nur ein klares Bild des Marktes, sondern machen auch diverse Entwicklungen ganz gezielt sichtbar. Dieser transparente Überblick öffnet Wege, wie der mittlerweile offensichtliche Fachkräftemangel in der Medizin bekämpft werden kann‹, so David Fickeisen.

Einige Bundesländer haben genau diese richtige Spur bisher noch nicht gefunden. So verschlechterte sich in manchen Ländern die Versorgungs-Situation in Deutschland ungemein. Im Raum Berlin registrierte kliniken.de beispielsweise für das Jahr 2012 noch 13 % offene Stellen in der Altenpflege. 2013 stieg der Mangel auf 17 %. Damit ist schon fast jede sechste Stelle nicht besetzt. Auch in Baden-Württemberg setzt sich die händeringende Suche fort. Im Jahr 2012 lagen die Stellengesuche in der Altenpflege noch bei 10 %; 2013 sind es schon 12 %. Von diesem gemischten Bild zeigt sich das Bundesland Nordrhein-Westfalen bisher noch unbeeindruckt. Es blickt weiterhin auf 18 % offener Stellenangebote in der Altenpflege. NRW avanciert damit zum Spitzenreiter in der aktuellen kliniken.de-Auswertung.«[56]

In der ersten Brandenburger Fachkräftestudie Pflege, die kürzlich vom märkischen Sozialministerium vorgelegt wurde, stehen folgende Fakten:

- Bis zum Jahr 2030 werden 21.000 Fachkräfte in der ambulanten Pflege benötigt (Stand heute: 12.500 Beschäftigte)
- Bei den Pflegeheimen wird der Bedarf von jetzt 16.400 Beschäftigten bis 2030 auf 33.000 Mitarbeiter wachsen

Brandenburgs Sozialminister Günter Baaske war sich bei der Vorstellung der Studie auch nicht zu schade dafür, für mehr Geld einzutreten. Er findet, dass ein allgemeinverbindlicher Tarifvertrag für die gesamte Pflegebranche notwendig ist.

Anderes Beispiel: Im Klinikum Stuttgart setzt man jetzt auf eine Teilzeitausbildung, um den Fachkräftemangel in der Pflege wenigstens in Schach zu halten. Die Rückmeldungen sind hervorragend, sagte die Leiterin des Bildungszentrums, Yvonne Veit.

56 http://www.finanzen.net/nachricht/aktien/Altenpflege-2014-Versorgungssituation-noch-immer-kritisch-3392701 [Zugriff am 01.04.2014]

Ein weiteres Beispiel: Karl-Josef Laumann, Patientenbeauftragter und Pflege-Bevollmächtigter des Bundeskabinetts, kündigte eine Reform der Pflegeausbildung an. Er glaubt daran, dass man die Attraktivität des Pflegeberufs steigern könne. So soll mit der alten Dreiteilung Kinder-, Kranken- und Altenpflege Schluss sein. Stattdessen solle es eine gemeinsame Ausbildung für die Pflegekräfte geben und außerdem sollten Pflegekräfte leichter zum Medizinstudium zugelassen werden können.

Das sind natürlich Absichtserklärungen, deren wahrer Gehalt sich erst mit der Zeit zeigen wird. Dennoch wird an allen Ecken und Enden deutlich, dass die Überzeugung »Ohne Pflege geht es nicht« in der Gesellschaft angekommen ist.

Glauben Sie jetzt immer noch, es wäre egal, ob Sie Ihren Beruf weiter ausüben oder nicht? Glauben Sie immer noch, es gäbe keinen Arbeitgeber, der nicht gerade Sie zu schätzen wüsste?

Sie sind wichtig. Es geht nicht ohne Sie.

Umso bedeutsamer ist es, dass Sie sich mit Ihrer Einstellung zum Beruf beschäftigen; dass Sie den Mut haben, sich vielleicht ein Helfersyndrom einzugestehen. Das wird sicherlich nicht gleich dazu führen, dass Sie Ihren Beruf aufgeben müssen. Es kann aber dazu führen, dass Sie eine ganz andere Art von Pflege ausführen werden:

- Sie wahren Ihre eigenen Grenzen.
- Sie haben den Mut, auch einmal Nein zu sagen.
- Sie fordern bessere Bedingungen in Ihrem Arbeitsumfeld.
- Sie suchen sich einen Arbeitgeber, der Ihre Qualitäten zu schätzen weiß.
- Sie sind sich der Tatsache bewusst, dass Sie zu den gesuchten Fachkräften gehören – das ist Ihr Joker!

Wenn Sie Ihre Haltung ändern, dann wird sich das nicht nur auf Sie selbst, sondern auch auf Ihre Kollegen und auf Ihre Patienten/Bewohner auswirken.

2013 stellte das Picker-Institut aktuelle Studienergebnisse zu den Faktoren »Patienten- und Mitarbeiterzufriedenheit« vor. Für diese Studie wurden über 100.000 Patienten in 197 Krankenhäusern sowie 17.000 Ärzte und Pflegekräfte befragt. Die Ergebnisse der Studie sprechen für sich: »Was schon lange vermutet wurde, wird in der Studie empirisch belegt: Die Arbeitszufriedenheit der Mitarbeiter in Gesundheitseinrichtungen hat unmittelbaren Einfluss auf die Patientenzufriedenheit. So wird klar, dass die Interaktion mit und die Beziehung zu den betreuenden Fachkräften mit Abstand die größte Bedeutung für die Gesamtzufriedenheit der Patienten haben. Umgekehrt zeigen die Daten auch, welch signifikante Rolle die Bedingungen der Patientenversorgung für Ärzte und Pflegekräfte spielen.

Der Report liefert Belege für den Zusammenhang zwischen der Zufriedenheit von Mitarbeitern und Patienten. »Ist beispielsweise die Arbeitszufriedenheit von Pflegekräften hoch, ist es umso wahrscheinlicher, dass auch die Patienten mit ihrer Betreuung im Krankenhaus zufrieden sind« – sagt Maria Nadj-Kittler, Geschäftsführerin des Picker Instituts in Hamburg.

Ebenso hat das Thema Führungs- und Unternehmenskultur einen großen Einfluss auf die Gesamtzufriedenheit der Ärzte und Pflegekräfte. Gleichzeitig sehen beide Berufsgruppen in diesen Bereichen den größten Handlungsbedarf.«[57]

57 http://www.lifepr.de/pressemitteilung/picker-institut-deutschland-ggmbh/Zufriedenere-Mitarbelter-bessere-Patientenversorgung/boxid/441082 [Zugriff am 01.04.2014]

SCHLUSSWORT

Ein Schlusswort macht den Schluss, so soll es sein. Und ich schreibe es gerade im Flugzeug. Das steht noch in Shanghai am Flughafen.

Ein äußerst passender Moment, wie ich finde, um auf meinen Lebensweg zu blicken, der als Altenpflegerin vor fast 30 Jahren begann.

Damals, als ich mich für den Beruf der Altenpflegerin entschied, war ich recht planlos, stolperte quasi aus der Schule heraus, um erst einmal so etwas wie erwachsen zu werden. Zu Anfang wusste ich nicht, wo mich dieser faszinierende Beruf hinbringt.

Ich zähle mich zu den resilienten Menschen, nicht zu denen, die schnell in die Knie gehen. Herausforderungen nehme ich an, Ungewöhnliches faszinierte mich schon immer und Langeweile war mir schon immer fremd.

Dennoch war ich ob meiner familiären Prägung immer mal wieder sehr nah daran, mein Bedürfnis und meine Freude, anderen Menschen zu helfen, anderen aufzubürden, statt eine unbeschwerte, professionelle Beziehung herzustellen.

Da ich immer schon ein intensives Leben neben dem Beruf hatte, gelang mir der Ausgleich gut. Doch manches Mal setzte ich zu sehr auf die Befriedigung durch das Helfen. Insbesondere im Nachtdienst, wo die nächtliche, intime und teils doch recht nahe, quasi familiäre, Stimmung überhand nahm, konnte ich im Nachhinein erkennen, dass ich mich den Bewohnern gegenüber als übermächtig erlebte. Es war nie so, dass ich sie in ihrer Lebensqualität einschränkte oder dass es uns belastete. Es war eher so, dass ich den Sog spürte, »engelsgleich« zu helfen und mich als unendlich aufopfernd empfand. Diesen Zustand genoss ich.

Doch eine Patientin erwischte mich in meinem »Zuviel«: Es war eine 102-jährige, wunderbar eigenwillige Frau, die ihr Leben lang selbstständig gelebt hatte. Sie lebte quasi nur noch im Bett, wurde von uns – wenn sie es zuließ – mobilisiert und schien ansonsten zufrieden. Auch dann, als ihre

Lebenskräfte immer mehr schwanden und sie im Sterbeprozess war. Wir Kollegen von der betreuenden Sozialstation ahnten, dass ihr Lebensende kurz bevor stand. Wir entschieden uns, ihr eine mehrtägige Nachtwache angedeihen zu lassen. Irgendwie schien das damals – vor der Pflegeversicherung – finanzierbar zu sein. Es galt ja auch, ausgewählte grundpflegerische Maßnahmen zu verrichten.

Allerdings hätte ich auch umsonst bei ihr gewacht. Diese Frau beeindruckte mich tief und ich war froh, sie ein wenig kennengelernt zu haben.

Ich hätte wirklich umsonst meine Nächte dort verbracht. Das Helfersyndrom rief. Lautstark.

Ich verbrachte eine Nacht bei ihr. In dieser Nacht dachte ich alle Viertelstunde: »Jetzt ist es so weit.« Kennen Sie das?

Aber, nein, die Frau starb nicht. Zwischendurch sank mir der müde Kopf auf den Tisch in ihrem Zimmer und ich schlief mehrfach ein.

Die Frau sprach nicht mehr. Sie gab auch nicht zu erkennen, ob sie mich oder meine Kollegen in ihrem Zimmer haben wollte. Nur manchmal blinzelte sie matt, nahm scheinbar dankend einen Schluck aus dem Schnabelbecher. Das waren die einzigen Hinweise auf Wohlbefinden oder sogar Zuwendung.

Dann war es Morgen und ich verließ die Frau. Meine Kollegen von der Tagschicht übernahmen, aber sie hatten natürlich zunächst andere Patienten zu pflegen, sodass sie erst einige Stunde später bei der alten Dame hineinschauten. Da war sie bereits gestorben, friedlich im Schlaf. Allein.

Sie wollte wohl allein sterben. Wie auch meine Großmutter, die wartete, bis die Pflegekräfte das Zimmer einmal verließen.

Danach kamen die Jahre im Management, sodass ich mehr und mehr Abstand zu den alten Menschen bekam. Damit gingen auch diverse Weiterbildungen und Coachings einher, die mich mehr und mehr stärkten und die mir halfen, die Wunden aus der Kindheit zu verarbeiten.

Heute – viele Jahre später – als international agierende Trainerin, spüre ich eine tiefe Freude, wenn Teilnehmer mir signalisieren, dass ihnen meine Art und Weise des Helfens gefällt und gut tut. Es ist ein Teil meines Wirkens.

Ich möchte Sie noch einmal ermuntern, ihr Befürchtung »Helfersyndrom« ernst zu nehmen. Wenn Sie spüren, dass Sie ein Helfersyndrom haben, oder immer wieder dazu neigen, in die Falle des Überfürsorgens zu tappen, dann lassen Sie sich helfen. Oder entscheiden Sie sich, Ihr Säcklein zu schnüren und einen anderen Weg zu gehen. Zu tun gibt es auf unserem Weg genug. Einen Schritt weiter zu gehen, eine andere Aufgabe zu suchen und zu finden, die vielleicht nichts mit dem Helfen zu tun hat, ist eine Lösung. Eine von vielen.

Mein Leben hat mich gelehrt, dass es sich lohnt, notwendige Veränderungen anzugehen, durch Krisen und Rückschläge zu wachsen und sich den eigenen Problemen zu stellen, statt diese auf dem Rücken anderer auszutragen.

LITERATUR

Beetz, R. (2011). Willst du normal oder glücklich? München: Heyne

Beetz, R. (2013). Willkommen in der Fülle. Burgrain: Koha

Boerner, M. (1999). Byron Katies The Work: Der einfache Weg zum befreiten Leben. München: Goldmann

Brüggemeier, B. (2010). Wertschätzende Kommunikation im Business: Wer sich öffnet, kommt weiter. Wie Sie die GFK im Berufsalltag nutzen. Paderborn: Junfermann

Bryson, K. (2006). Sei nicht nett, sei echt. Paderborn: Junfermann

Charlier, S. (2001). Grundlagen der Psychologie, Soziologie und Pädagogik für Pflegeberufe. Stuttgart: Thieme

Covey, S.R. (1995). Die 7 Wege zur Effektivität. Offenbach: Gabal

Dietz, I. & T. (2008). Selbst in Führung. Achtsam die Innenwelt meistern. Paderborn: Junfermann

Gens, K. D. (2007). Mit dem Herzen hört man besser. Paderborn: Junfermann

Gührs, M. & Nowak, C. (1998). Das konstruktive Gespräch. Ein Leitfaden. Meezen: Limmer

Hüther, G. & Spannbauer, C. (2012). Connectedness. Bern: Huber

Isert, B. & Rentel, K. (2000). Die Wurzeln der Zukunft: Lebensweg-Arbeit, Aufstellungen und systemische Veränderungen. Paderborn: Junfermann

Lummer, C. (2009). 100 Tipps für Führungsverantwortliche in der Pflege und Begleitung. Hannover: Brigitte Kunz

Messer, B. (2009). Pflegeplanung für Menschen mit Demenz. Hannover: Schlütersche

Messer, B. (2012). Das 1x1 des Führens in der Pflege: Impulse für eine zeitgemäße Führungsarbeit. Hannover: Schlütersche

Messer, B. (2013). Das schaffst du schon. Offenbach: Gabal

Micus, C. (2002). Friedfertige Frauen und wütende Männer? Theorien und Ergebnisse zum Umgang der Geschlechter mit Aggression. Weinheim: Juventa

O'Connor, J. & Seymour, J. (1999). Neurolinguistisches Programmieren: Gelungene Kommunikation und persönliche Entfaltung. Freiburg: VAK Verlag für Angewandte Kinesiologie

Reineck, U.; Sambeth, U. & Winklhofer, A. (2009). Handbuch Führungskompetenzen trainieren. Weinheim: Beltz

Schmidbauer, W. (2002). Helfersyndrom und Burnout Gefahr. München: Urban & Fischer

Schmidbauer, W. (2013). Das Helfersyndrom. Hamburg: Rowohlt

Seiwert, L. (2002). Das Bumerang-Prinzip. Mehr Zeit fürs Glück. München: Gräfe & Unzer

Solomon, R. C. (2000). Gefühle und der Sinn des Lebens. Frankfurt: Zweitausendeins

Spezzano, C. (2005). Wenn es verletzt, ist es keine Liebe: Die Gesetzmäßigkeiten erfüllter Partnerschaft. München: Goldmann

Stewart, I.; Joines. V. & Rautenberg, W. (2000). Die Transaktionsanalyse. Freiburg: Herder

Zeitner, F. (2011). Schwäche ist tabu. Im Internet: http://www.spiegel.de/karriere/berufsleben/helferkrankheiten-schwaeche-ist-tabu-a-763522-2.html

REGISTER